全国高职高专医药类规划教材

药品储存与养护

YAOPIN CHUCUN YU YANGHU

（供药学类相关专业使用）

刘福和　陈紫微　主编

胡　英　主审

化学工业出版社
·北京·

内容简介

本书是"十四五"全国高职高专医药类规划教材,《药品储存与养护》是全国高等职业教育药学类专业核心课程之一。教材内容分为三个模块,模块一药品储存与养护概述,重点介绍医药仓储工作人员的素质与职责、药品仓储管理知识;模块二药品入库、出库、在库检查操作,重点介绍工作内容与要求;模块三各类医药商品的储存养护,包括常见药品、中药、特殊管理药品的储存与养护等。本教材侧重药品储存与养护知识的运用、实践技能的训练,在相关章节设置实训,实训内容的设计从实际工种出发,有助于培养学生的学习、分析及解决问题的能力。线上数字化资源包括微课视频、课件、实训示教等,以达到扩充教学内容,帮助学生快速了解行业发展与相关职业要求的目的。本书适合高职高专药学、中药学、药品经营管理等药学相关专业师生使用。

图书在版编目(CIP)数据

药品储存与养护 / 刘福和,陈紫微主编. —北京:化学工业出版社,2021.10(2025.2重印)
全国高职高专医药类规划教材
ISBN 978-7-122-40267-7

Ⅰ.①药… Ⅱ.①刘… ②陈… Ⅲ.①药物贮藏-高等职业教育-教材②药品管理-高等职业教育-教材 Ⅳ.①R954

中国版本图书馆CIP数据核字(2021)第224152号

责任编辑:陈燕杰 张 赛 装帧设计:王晓宇
责任校对:杜杏然

出版发行:化学工业出版社(北京市东城区青年湖南街13号 邮政编码100011)
印 装:涿州市般润文化传播有限公司
787mm×1092mm 1/16 印张10¼ 字数252千字 2025年2月北京第1版第4次印刷

购书咨询:010-64518888 售后服务:010-64518899
网 址:http://www.cip.com.cn
凡购买本书,如有缺损质量问题,本社销售中心负责调换。

定 价:39.00元

本书编审人员名单

主　　编　刘福和　陈紫微

主　　审　胡英

副 主 编　许乐幸　王　蓓

编写人员

王　蓓　上药控股宁波医药股份有限公司

王国康　浙江药科职业大学

史迎柳　杭州第一技师学院

刘京骅　浙江药科职业大学

刘福和　浙江药科职业大学

许乐幸　浙江药科职业大学

李淑娟　浙江药科职业大学

吴　静　浙江药科职业大学

吴祈德　浙江药科职业大学

张建军　辽宁医药职业学院

张燕娜　浙江震元医药连锁有限公司

陈　磊　浙江药科职业大学

陈紫微　浙江药科职业大学

侯姗姗　浙江药科职业大学

俞雪锋　浙江药科职业大学

姜　爽　山东医药技师学院

姚梦侃　宁波彩虹大药房有限公司

徐权毅　浙江药科职业大学

黄晟盛　杭州第一技师学院

蔡　瑜　浙江药科职业大学

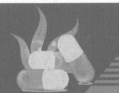

前言
PREFACE

药品储存与养护是全国高等职业教育药学类专业的一门专业核心课程。本教材在编写过程中秉持"以就业为导向，以能力为本位，以全面提升学生素质为目标"的现代职业教育指导思想，结合"药德、药技、药规"的育人理念，以党的二十大报告为指引，根据各专业岗位群对本门课程的内容进行合理设计。

本教材内容共分为三个模块。模块一，药品储存与养护概述，重点介绍了医药仓储工作人员的素质要求与职责、药品仓储管理知识；模块二，药品入库、出库、在库检查操作，重点介绍药品在库养护、出库等工作的内容与要求；模块三，各类医药商品的储存养护，介绍常见药品的储存与养护、中药的储存与养护、特殊管理药品的储存与养护等，全面覆盖了相关岗位的知识与技能要求。本教材侧重于药品储存与养护知识的运用、实践技能的训练，在相关章节设置了实训环节，实训部分顺应行业、企业对相关岗位人才的需求，以《医药商品购销员国家职业标准》为基本依据，从岗位实际需求出发，以职业技能培养为核心，突出实践性和操作性。

随着现代教育信息技术的飞速发展，传统的教学模式和学习方式正在发生巨大的变化，单纯的纸质教材已经无法满足信息化时代教育教学的需要，创新教材形态，将数字化教学资源融入教材，丰富教学内容，有助于教学模式拓展与创新。线上数字化资源包括微课视频、实训示教等，均通过二维码链接在相应的教材正文中。丰富的教学资源、与教学内容贴近的示教视频不仅扩充了教学内容，也能够帮助学生快速了解行业发展与相关职业要求。实训内容的设计从实际工种出发，与行业接轨，有助于培养学生的学习能力、分析能力及解决问题的能力。

本书编者除学校教师外，还有上药控股宁波医药股份有限公司、浙江英特药业有限公司等公司的技术人员，均为具有多年教学经验的一线教师和企业骨干技术人员。

由于编者水平有限，加之时间仓促，本书难免存在不足之处，恳请读者提出宝贵意见，以便及时更正。

编　者

目录
CONTENTS

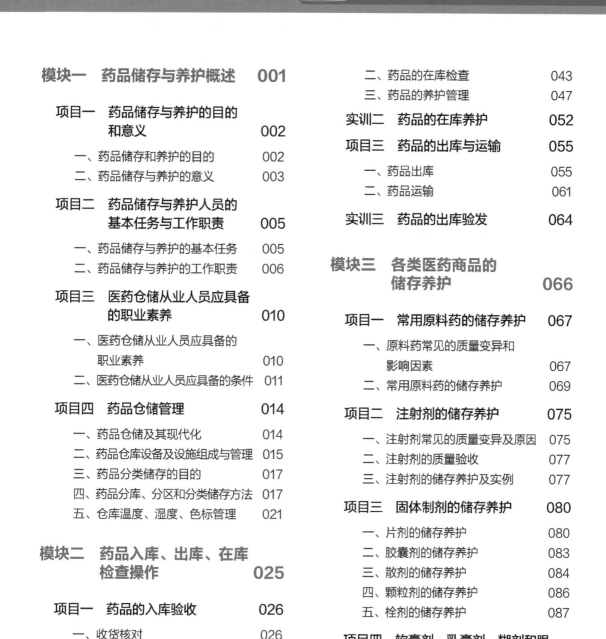

模块一

药品储存与养护概述

扫一扫

項目一

药品储存与养护的目的和意义

 学习目标

知识要求

- 掌握药品储存与养护的目的和意义。
- 熟悉药品储存与养护的概念和基本要求。
- 了解药品储存与养护的作用。

技能要求

- 具有严谨的工作态度、良好的职业道德和高度的责任心。
- 具有良好的沟通能力和合作能力,具有安全意识。

📹 扫一扫　数字资源1-1　药品储存与养护的目的和意义视频

一、药品储存和养护的目的

(一)药品储存与养护的概念

药品储存是指药品从生产到消费领域的流通过程中经过多次停留而形成的储备,是药品流通过程中必不可少的重要环节。"储"表示收存、保管、交付使用的意思,也称为"储存"。

药品养护是指在药品储存过程中,运用现代科学技术与方法,研究药品质量变化规律,防止药品变质,保证药品质量,确保用药安全有效的一门实用性技术。"养护"是对储存药品进行的"保养"及质量"维护"。

药品经营企业的仓储管理,主要是指以药品的出入库流程为主轴,以在库药品的管理与养护为核心的物流管理过程。

药品在生产和消费之间存在一定时间和空间的间隔过程,在此过程中需要对药品进行"储存""保养"和"维护",以达到保证药品质量的目的。药品储存与养护就是使用合理的储存技术与手段,有效地防止或延缓(减少)药品质量变异现象的发生,保证药品质量,确保用药安全。

(二)药品储存与养护的目的

1.保证药品安全有效

药品来源广泛,性能复杂,所含的成分各不相同,有的怕热、怕冻、怕潮、

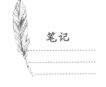 笔记

怕干燥,有的易发生虫蛀、鼠食、霉变等现象,有的药品在一定条件下还会"自燃"。因此,药品仓库的业务不单纯是进进出出、存存放放,必须重视保管养护,才能避免因养护不当而造成的各种损失。

2.降低药品损耗

降低损耗是指药品在储存过程中要切实防止霉烂、变质、虫蛀、泛油、鼠咬、挥发、风化、潮解等现象的发生,以减少商品损耗,节省保管费用。

3.保证市场供应

药品储存一方面有利于购进业务,另一方面又有利于批发和零售,可将药品源源不断地收进、发出,持续不断地供应市场,解决产需矛盾,满足人们医疗保健需要。

4.提高应急能力

药品的生产与消费在时间上存在着差异。国家实行药品储备制度,同时鼓励企业储存一定量的药品,以保障在疫病流行、自然灾害和战争等各种非常情况下具备应急供应能力。

5.消除地区差异

药品的生产与消费在地区之间存在着差异。进行药品储存,可将药品从产地运往销地,进行地区间的调剂。

6.促进流通顺畅迅速

药品的生产与消费在时间上和地区上往往出现差异。进行必要的药品储存可以调节这种差异,灵活地调剂余缺,使药品的流通顺畅迅速。

7.促进医药商品生产标准化

医药商品入库和出库时的质量抽检和质量核对,可促进药品生产企业不断提高医药商品质量和改进医药商品包装,使医药商品生产水平不断提高。

二、药品储存与养护的意义

(一)确保药品在储存过程中的安全,保证药品的使用价值

医药商业仓库的基本职能是保存药品,保证药品在库不丢失、不损坏、质量完好、数量准确。同时,仓库应具有一定的条件和设备,加强药品的养护,确保药品的质量安全,减少药品破损、变质,避免各种损失,以保证药品的使用价值。

(二)促进药品的流通,满足人民防病治病的需要

药品储存和养护是药品流通中的重要环节,只有组织好药品的储存,加强药品的养护,才能保证药品流通的顺利进行。如果流通领域中存在技术设备条件落后、仓储设施不足、仓储能力过小、仓储管理不善等情况,都会影响药品流通的速度和规模,进而影响市场供应,不能充分满足人民防治疾病的需要。

(三)降低流通费用,加速资金周转,提高企业的经济效益

药品储存部门通过加强储存管理,改善仓储保管条件,提高仓库和设备的

笔记

使用效率，就能节约药品储存过程中的劳动消耗，降低储存费用；同时，做好药品养护工作，避免和减少药品损耗；根据市场需求，加快吞吐业务，加速资金周转，提高工作效率，从而可以节约开支、增加收益，提高企业的经济效益。

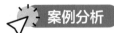 **案例分析**

今年60多岁的岳阿姨因高血压，一直坚持服抗高血压药，但最近还是出现头晕的症状。去医院就诊时，老人拿出平常服用的两种抗高血压药，接诊医生发现药品仍在有效期内，但经询问得知老人家住一楼，比较潮，药放在靠窗的茶几上。

1. 请分析药品失效原因。

2. 针对该案例，谈一谈家庭药品储存与养护的注意事项。

同步测试

一、单项选择题

药品储存与养护的目的不包括（　　　）。

A. 保证药品安全有效　　　　　　　　B. 确保药品储存安全

C. 确保药品合格生产　　　　　　　　D. 消除地区差异

参考答案　C

二、简答题

1. 药品储存的定义。

2. 药品养护的定义。

3. 药品储存与养护的意义。

笔记

药品储存与养护人员的基本任务与工作职责

知识要求
- 熟悉药品储存与养护的基本任务。
- 了解药品储存与养护的工作职责。

技能要求
- 形成药品仓储岗位职业意识。

扫一扫 数字资源1-2 药品储存与养护人员的基本任务与工作职责视频

药品属于一类特殊的商品，其质量关系到人民的生命安全和企业的经济效益，因此国家对药品的研发、生产销售和使用等一系列过程有相当严格的法律法规。药品储存是指药品从生产到消费领域的流通过程中经过多次停留而形成的储备，是药品流通过程中的必要环节。药品养护是指在药品储存过程中，对药品进行科学保养的技术性工作，是保证药品在储存期间保持质量完好的一项重要措施，也是减少损耗、保证企业经济效益、确保用药安全的重要手段。

一、药品储存与养护的基本任务

药品储存与养护的基本任务：根据药品流通的规律和购销的需要，进行药品的合理储存，迅速准确地做好药品收发业务；根据药品性质，做好药品的保管养护，防止药品变质，保证药品质量；提高仓储使用效率，加强药品仓库设备、设施和库房安全管理，更好地为药品流通服务。

（一）迅速准确地做好药品的收货、验收、入库、配货、出库复核和发货等工作

药品的收货、验收、入库、配货、出库复核和发货等工作是药品仓储工作的重要环节与日常工作任务。按照工作职责与操作程序，药品仓储人员要尽职尽责地完成好药品验收、入库、配货、出库复核和发货的工作，做到票、账、货相符。严格把控好药品入库验收关卡，是药品经营企业保证入库药品质量的

笔记

重要措施之一。规范发货程序、安全及时配送可以减少差错，防止假劣药品进入市场，保证临床用药安全。

（二）做好在库药品储存养护工作、保证药品质量与数量

药品的合理储存一方面是根据《药品经营质量管理规范》（Good Supply Practice，GSP）要求以及药品的性能和包装的质量、形状等，对库存药品进行分区、分类储存，合理堆放；另一方面要根据药品的流通状况及仓库容量，密切配合购销部门，保持合理的药品库存量，既充分利用仓容，保证销售业务的需要，又要避免挤压，保持药品周转的连续性。科学养护包括定期进行药品的在库检查，掌握药品在储存过程中质量的变化规律，制定和建立科学的药品养护方案，还包括做好仓库的清洁卫生，防虫鼠、防蚊蝇、防异物等项目，做到安全储存、科学养护、降低损耗、保证质量。

此外，药品仓库管理要根据 GSP 要求，正确确定仓库的建筑地址、库区布局，合理设计仓库的建筑设施；加强仓库设备的购置、使用维护与验证管理，充分发挥设备的效能；运用安全管理的科学知识和工程技术研究、分析、评价、控制以及消除药品储存过程中的危险因素，有效防止灾害事故发生，避免经济损失。

二、药品储存与养护的工作职责

药品储存与养护的基本工作职责是：安全储存、科学养护、保证质量、降低损耗、收发迅速、避免事故。基本原则是以预防为主，基本要求是合理储存。确保药品质量稳定、安全有效。

每个药品经营企业对仓库药品储运和养护工作都有明确的岗位职责要求，虽然各个企业所要求的职责范围和表述形式各有不同，但一般都包括如下内容。

🌐 知识拓展

药品储存保管与养护工作职责

1. 药品仓库保管人员的基本职责：安全储存、降低损耗、科学养护、保证质量、收发迅速、避免事故。

2. 按照药品不同自然属性分类进行科学储存，防止差错、混淆、变质；做到数量准确，账目清楚，账、货、卡相符。

3. 药品仓储保管应执行《药品储存控制程序》，并按《主要剂型的储存保管与养护要点》做好在库药品的储存保管。

（1）药品应按储藏温湿度要求，分别储存于阴凉库或常温库、冷藏库内。阴凉库温度不高于 20℃；常温库温度保持在 0～30℃；冷藏库温度保持在 2～10℃。相对湿度：各库房相对湿度保持在 35%～75% 之间。

（2）药品应依据药品性质，按分库、分类存放的原则进行储存保管，其中：药品与非药品应分库存放；内服药与外用药应分库或分区存放；品种外包装容易混淆的品种应分区或隔垛存放；易"串味"的药品、中药材、中药饮片、化学原

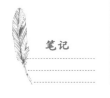
笔记

料药以及性质相互影响的药品应分库存放；药品中的危险品应存放于危险品专库；不合格品应存放在不合格品区内；退货药品应存放在退货区，经质量验收并确认为合格品后再移入合格品区；经质量验收为不合格的入不合格品区；特殊管理药品应专库储存。

（3）药品应按效期或批号分开摆放，按品种、规格、批号、生产日期及效期远近依次或分开堆垛，如混批堆码，每一垛的药品的生产日期间隔应不超过一个月；近效期药品即有效期不足一年时，应按月填报近效期药品催销月报表，并挂近效期标志。

4. 在搬运和堆垛等作业中均应严格按药品外包装图示标志的要求搬运存放，规范操作。不得倒置，要轻拿轻放，严禁摔撞。怕压药品应控制堆放高度，并定期翻垛。

5. 药品的货堆应留有一定距离，具体要求如下：药品垛与垛的间距不小于100cm；药品垛与墙、柱、屋顶、房梁的间距不小于30cm；药品垛与散热器或供暖管道、电线的间距不小于30cm；药品与地面的间距不小于10cm；库房内主要通道宽度不小于200cm；照明灯具垂直下方不准堆放药品，其垂直下方与药品垛之间的水平距离不小于50cm。

6. 在库药品均实行色标管理。黄色为待验药品、退货药品；绿色为合格药品；红色为不合格药品。

7. 药品入库时要经过质量检查验收，并依据检查验收员签字或盖章的"验收入库通知单"办理入库手续；仓储保管人员对货与单不符、质量异常、包装不牢或破损、标志模糊等情况，有权拒收并报告企业有关部门处理。

8. 药品仓储保管人员应接受药品养护员有关储存方面的指导，掌握《主要剂型的储存保管与养护要点》，与养护员共同做好仓间温湿度等管理，正确储存药品。

9. 药品出库发货时，应坚持执行药品出库复核的管理规定，未经复核人员检查复核并签字的药品不得出库发货。药品出库发货时，应做好出库发货复核记录。

10. 对于销后退回药品，应按《退货药品的管理规定》做好退货记录与存放、标识等管理工作。

11. 药品仓储保管人员每月底应定期做好库存盘点工作，做到货、账、卡相符。

（一）药品储存岗位职责

药品仓储保管人员应执行《药品储存控制程序》，并按《主要剂型的储存保管与养护要点》做好在库药品的储存保管。

（1）应按储藏温湿度要求，分别储存于常温库、阴凉库和冷藏库内。

（2）应依据药品性质，按分库、分类存放的原则进行储存保管。

（3）在搬运和堆垛等作业中均应严格按药品外包装图示标志的要求搬运存放，规范操作，不得倒置，要轻拿轻放，严禁跌落、挤压。怕压药品应控制堆放高度，并定期翻垛。

（4）在库药品均实行色标管理；根据药品的质量状态分别标示黄色、绿色和红色色标。

笔记

（5）药品的堆垛和摆放应符合相关距离要求。

（6）药品仓储每月底应定期做好库存药品盘点工作，做到票、账、货相符。

（二）药品出入库岗位职责

药品出入库管理人员应严格执行《药品出入库管理制度》，应积极主动、尽职尽责地做好药品出入库管理工作。

（1）药品入库时应按照《进货药品验收入库工作流程》操作，经过质量检查验收，并依据验收员签字或盖章的《验收入库通知单》办理入库手续。

（2）药品出库发货时，应坚持执行《药品出库复核管理规定》对药品进行复核，并做好出库复核记录。未经复核人员检查复核并签字的药品不得出库发货。

（3）药品入库时对货与单不符、质量异常、包装不牢或破损、标志模糊等情况，有权拒收并报告企业有关部门处理。

（4）药品出库发货时，应打印《出库药品随货同行单》并加盖药品出库专用章，连同药品一起配送给客户。

（5）对于销后退回药品，应按《退货药品管理规定》做好退货药品的验收与存放、标识等管理工作。

（三）药品在库检查和养护岗位职责

（1）每天要按照《药品养护管理制度》检查在库药品的储存条件；要掌握主要剂型的储存保管与养护要点，做好仓间温湿度等管理，正确储存药品。

（2）药品仓储保管过程中，按照《药品在库养护检查操作规程》定期对在库药品根据流转情况进行质量检查，并做好检查记录；对检查中发现的问题应及时通知质量管理部进行复查处理。

知识拓展

药品物流服务规范

《药品物流服务规范》（GB/T 30335—2013）是由全国物流标准化技术委员会提出并归口，经国家标准化管理委员会批准列入 2009 年国家标准制修订计划的国家标准项目。标准规定了药品物流服务的基本要求，仓储、运输、配送、装卸搬运、货物交接、信息服务等作业要求，以及风险控制、投诉处理、物流服务质量的主要评价指标，适用于药品流通过程中的药品物流服务。药品生产过程中涉及的药品物流服务亦可参照执行。

仓储作业主要包含以下方面内容：①信息、单据审核及作业准备；②药品收货验收；③药品在库储存、养护；④药品出库与包装；⑤售后退回药品处理；⑥不合格药品处理；⑦单据信息传递与管理；⑧药品仓库环境温湿度的控制；⑨作业场所、标识管理。

同步测试

单项选择题

1. 药品在库养护的原则为（　　）。

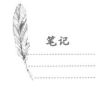

笔记

A. 以养为主　　　　　　　　　　B. 以防为主

C. 以检查为主　　　　　　　　　D. 以保管为主

2. 在汛期、梅雨季或发现质量变化苗头时，临时组织力量进行全面或局部的检查为（　　　）。

A."三三四"检查　　　　　　　　B. 定期检查

C. 突击检查　　　　　　　　　　D. 上级检查

3. 堆垛时垛与墙的间距为（　　　）。

A. 不小于 100cm　　　　　　　　B. 不小于 50cm

C. 不小于 30cm　　　　　　　　 D. 不小于 200cm

4. 在药品的经济寿命周期过程中，储存定额可略大一些的是（　　　）。

A. 投入期　　　　　　　　　　　B. 成长期

C. 成熟期　　　　　　　　　　　D. 衰退期

参考答案　1～5：BCCB

项目三

医药仓储从业人员应具备的职业素养

学习目标

知识要求

• 熟悉医药仓储从业人员应具备的条件。

• 了解医药仓储从业人员应具备的职业素养。

扫一扫 数字资源1-3 医药仓储从业人员应具备的职业素养视频

药品养护是一项涉及质量管理、仓储保管、业务经营等方面的综合性工作。按照工作性质及质量职责的不同，要求各岗位人员资质必须达到一定要求。各相关岗位必须相互协调与配合，保证药品养护工作的有效开展。

一、医药仓储从业人员应具备的职业素养

职业素养是指职业内在的规范和要求，是在职业工作过程中表现出来的综合品质，包含职业道德、职业行为习惯、职业思想意识和职业精神等方面。

（一）医药仓储从业人员职业道德

1. 医药行业职业道德

医药行业人员共同遵守的职业道德是：质量第一，崇尚生命；诚信为本，公平竞争；遵纪守法，杜绝假冒；爱岗敬业，钻研技艺；规范操作，健康卫士。

2. 药品仓储行业职业道德

药品仓储行业人员共同遵守的职业道德是：注重质量，坚持原则；认真负责，一丝不苟；预防为主，减少损失；不断学习，总结规律；工作勤奋，保证供应。

（二）医药仓储从业人员职业行为习惯

爱护医药商品，手脚勤快，细心周到，勤奋好学，善于合作。

（三）医药仓储从业人员职业思想意识

自觉意识、果断意识、自制意识、坚毅意识。

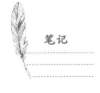
笔记

（四）医药仓储从业人员应具备的职业精神

敬业精神、吃苦耐劳精神、不断学习和不断更新的精神、团队协作精神和

个人独立工作能力、精打细算的精神。

二、医药仓储从业人员应具备的条件

《药品经营质量管理规范》（2016年版）中规定企业应当配备符合以下资格要求的质量管理、验收及养护等岗位人员。

1.企业负责人

应当具有大学专科以上学历或中级以上专业技术职称，经过基本的药品专业和知识培训，熟悉有关药品管理的法律法规及规范（GSP 2016年版第十九条）。

2.企业质量负责人

应当具有大学本科以上学历、执业药师资格和3年以上药品经营质量管理工作经历，在质量管理工作中具备正确判断和保障实施的能力。

3.企业质量管理部门负责人

应当具有执业药师资格和3年以上药品经营质量管理工作经历，能独立解决经营过程中的质量问题。

4.企业应当配备符合以下资格要求的人员

（1）质量管理工作人员　应当具有药学中专或者医学、生物、化学等相关专业大学专科以上学历或者具有药学初级以上专业技术职称。

（2）验收、养护工作人员　应当具有药学或者医学、生物、化学等相关专业中专以上学历或者具有药学初级以上专业技术职称。

（3）中药材、中药饮片验收工作人员　应当具有中药学专业中专以上学历或者具有中药学中级以上专业技术职称；其中从事中药材、中药饮片养护工作人员，应当具有中药学专业中专以上学历或者具有中药学初级以上专业技术职称；直接收购地产中药材的验收人员，应当具有中药学中级以上专业技术职称。

5.配送疫苗的企业

应当配备2名以上专业技术人员专门负责疫苗质量管理和验收工作，专业技术人员应当具有预防医学、药学、微生物学或者医学等专业本科以上学历及中级以上专业技术职称，并有3年以上从事疫苗管理或者技术工作经历。

6.质量管理、验收工作的人员

应当在职在岗，不得兼职其他业务工作。

7.健康要求

患有传染病或者其他可能污染药品的疾病的人员，不得从事直接接触药品的工作。身体条件不符合相应岗位特定要求的人员，不得从事相关工作。如患有痢疾、伤寒、甲型病毒性肝炎、乙型病毒性肝炎等传染病以及活动性肺结核、化脓性皮肤病等其他可能污染药品的疾病的，应调离直接接触药品的岗位。色盲、心脏病、精神病等身体条件不符合相应岗位特定要求的，不得从事验收、搬运等相关工作。

质量管理、验收、养护、储存等直接接触药品岗位的人员应进行岗前及年

笔记

度健康检查，并建立健康档案。

医药仓储从业人员应具备的条件

在药品仓库从事医药商品的调剂、配送、养护、运输信息服务的专业人员称为医药商品储运员，这个职业分为初级、中级、高级三种技术等级。

医药商品储运员具体工种主要包括：药品保管养护员、医药商品保管员、医用商品组配员、医药商品分装员、医用商品运输员等。

医药商品储运员（初级）岗位技能要求：能够根据采购订货单及提货单核查确认到货单据、根据送货单核收随货质量文件，正确检查随货资料以及核收医药商品；能够根据相关单据凭证做好医药商品入库、储存、盘点、分拣工作；在符合要求的储存条件下对医药商品进行储存维护，检查养护设备，制定防虫防鼠方案，检查、记录并调控仓库温湿度。能够对养护设备运行情况进行定期检查并做好记录，按规定对空调、除湿机、排风扇等设备进行清洁维护并做好保养记录；应根据出库医药商品的特征、运输条件等要求进行拼箱包装、标明储运标志及客户标签；根据销售清单对出库医药商品进行复核工作；能够根据运输单证清点运输医药商品及随行票据资料，根据运输要求进行装卸和押运；能够将医药商品送达客户或承运方，并按送货单与客户或承运方共同清点核对，办理交接手续；能及时反馈未被客户确认的医药商品。

储运员（初级）要达到以上岗位技能要求必须熟悉医药商品购销业务基本知识、质量管理基础知识、收货操作程序、分类储存知识、入库程序、堆垛码放规则、盘点流程及异常情况处理以及运输等基本知识。

单项选择题

1. 直接接触药品的养护员（　　　）。

A. 应每3个月进行一次体检，并建立档案

B. 应每半年进行一次体检，并建立档案

C. 应每9个月进行一次体检，并建立档案

D. 应每1年进行一次体检，并建立档案

2. 下列描述不属于药品仓储行业职业道德的是（　　　）。

A. 注重质量、坚持原则

B. 认真负责、一丝不苟

C. 预防为主、减少损失、不断学习、总结规律

D. 要具备吃苦耐劳、敬业精神

3. 患有下列哪种疾病的人员不得从事直接接触药品的工作？（　　　）

A. 糖尿病 　　　　　　　　　　　　B. 高血压

C. 浅表性胃炎 　　　　　　　　　　D. 乙型肝炎

4. 从事质量管理工作的，应当具有药学中专或者医学、生物、化学等相关

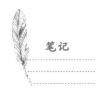
笔记

专业大学专科以上学历或者具有药学（　　　）以上专业技术职称。

A. 初级　　　　　　　B. 中级　　　　　　　C. 副高级　　　　　　　D. 正高级

5. 药品批发企业从事中药材中药饮片验收工作的人员必须（　　　）。

A. 具有中药学专业中专以上学历或者具有中药学中级以上专业技术职称

B. 具有中药学专业中专以上学历或者具有中药学初级以上专业技术职称

C. 具有药学专业中专以上学历或者具有药学中级以上专业技术职称

D. 具有药学专业中专以上学历或者具有药学初级以上专业技术职称

6. 从事中药材、中药饮片养护工作人员的资质是（　　　）。

A. 应当具有中药专业中专以上学历

B. 应当具有中药学初级以上专业技术职称

C. 应当具有中药或药学专业中专以上学历

D. 应当具有中药专业中专以上学历或中药学初级以上专业技术职称

7. 负责疫苗质量管理和验收工作的专业技术人员应具有（　　　）。

A. 预防医学专业本科以上学历，并有 3 年以上从事疫苗管理或技术工作经历

B. 药学专业本科以上学历及中级以上专业技术职称，并有 1 年以上从事疫苗管理或技术工作经历

C. 预防医学、药学等专业本科以上学历及中级以上专业技术职称，并有 3 年以上从事疫苗管理或技术工作经历

D. 本科以上学历及中级以上专业技术职称，并有 3 年以上从事疫苗管理或技术工作经历

8. 下列岗位人员必须具有执业药师资格的是（　　　）。

A. 药品批发企业负责人

B. 药品批发企业从事养护工作的人员

C. 药品批发企业质量负责人

D. 药品零售企业采购人员

参考答案　1～5：DDDAA　6～8：DCC

笔记

药品仓储管理

 学习目标

知识要求

- 掌握药品分库分区储存的基本原则和方法。
- 熟悉药品仓库设备及设施要求。
- 了解药品仓库的类型及库区布局。
- 了解药品仓库中各种设备的用途。

技能要求

- 能对药品仓库进行分区并布置货架。
- 能对药品进行分区、分类储存及货位编号。

扫一扫　数字资源1-4　药品仓储管理视频

一、药品仓储及其现代化

药品仓储是指通过仓库对药品进行储存和保管，是指从接收药品开始，经过储存保管作业，直到把药品完好地发放出去的全部过程。仓库中集中储存着大量的物资，加强药品仓储管理，对防止伪劣药品进入市场和保证企业经济效益具有重要意义。

药品仓库是进行药品储存保管的建筑物和场所的总称，是药品流通等企业经营的基础性设施，也是保证药品流通环节正常流转的必不可少的基本条件，同时还是 GSP 认证审查的重点环节之一。

（一）药品仓库整体环境的选择

1.经济环境

药品仓库应选在药品流通量大、交通便利、运输通畅、给水充足、用电方便、顺应经济区域和药品的合理流向、与药品生产的布局相适应、利于药品的收购和调运的地方。

2.自然因素

药品仓库应选择气候条件适宜，环境良好，远离居民区，远离污染源（如厕所、垃圾站、自由市场等），远离汽车站、加油站、油库等地方，并建在地质

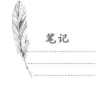
笔记

坚固、地势平坦、地形较高的位置。

3.政策环境

药品仓库的选址还应考虑到政策环境，包括地方的优惠政策、城市的规划（土地开发、道路建设）与地区产业政策。

（二）药品仓库的内环境要求

仓库内要求环境干净整洁，无垃圾废弃物堆积；物品摆放整齐规范，条理清楚，管理有序；辅助设施齐全，安全防范措施落实到位。

（三）药品仓库的规模要求

1.药品批发与零售连锁企业仓库面积要求

根据《药品经营质量管理规范现场检查指导原则》的规定，各省、自治区和直辖市对药品批发与零售连锁企业仓库面积要求不尽相同，其中天津市要求药品批发企业仓库面积不应低于2000m²；储存疫苗的企业应配备两个以上独立冷库，冷库总容积不小于60m³；零售连锁配送中心药品仓库面积不应低于500m²；江苏省规定批发企业仓库总面积不得少于3000m²，单间常温库和阴凉库面积不少于500m²，仓库净高不低于4.5m；申请经营中药材、中药饮片的，必须增设独立的库房，面积不得少于500m²；易串味、虫蛀、霉变、走油等中药材或中药饮片应单独设置阴凉库保管，其面积不得少于300m²，易串味库面积应在30m²以上，易串味库、养护室须符合阴凉库设置要求；申请经营生物制品的，冷库容积不少于50m³。

2.药品零售企业仓库面积要求

各地对药品零售企业仓库面积要求也不相同，一般规定大型开架式药品零售企业仓库面积不低于100m²；大型开架式药品零售连锁门店仓库面积不低于50m²；年药品销售额在500万元以下的小型药品零售企业，仓库面积不低于20m²；总部已设置仓库的药品零售连锁门店以及乡村药店可不设置仓库。

二、药品仓库设备及设施组成与管理

除主体建筑之外，药品仓库进行药品仓储业务所使用的一切设备、工具、用品和仓库管理系统，统称之为仓库设施。仓库合理配置各种软硬件设施，对提高劳动效率、减轻劳动强度和维护药品质量等均有重要作用。药品仓库的设施包括硬件设施、软件设施和计算机系统。

（一）药品仓库设备设施组成

1.硬件设施

（1）储存设备 储存设备是药品仓库保管药品的主要设备，对于在库药品质量的维护有着重要的作用。例如货架、托盘、货橱、储存箱等。

（2）装卸搬运设备 装卸搬运设备是仓库用来提升、堆码、搬运药品的机械设备。例如起重机、叉车、堆码机、搬运车、拖车等。

（3）保管设备 保管设备是用于保管环节的基本物质设施，其完善程度是

笔记

仓库维护药品质量可靠程度的标志之一。例如打包机、胶带、裁剪刀等。

（4）计量设备　计量设备是仓库进行药品验收、发放、库内周转以及盘点等各项业务必须采用的度量衡工具。计量设备有两类：一类是称量设备，各种磅秤、杆秤、天平、台秤、自动计数机等；另一类是库内量具，包括直尺、卷尺、卡钳等。

（5）仓库应配备的储存与养护用设备　检测和调节温湿度的设备，如空调、除湿机、温湿度检测仪等；通风、照明、保暖设备：通风使用的有抽（排）风机、各式电扇、联动窗户启闭装置，窗户应有防护窗纱，排风扇要有防护百叶；符合安全用电要求的照明设备；保暖设备，主要有暖气装置等；避光设备；防鼠、防虫、防鸟设备；储存特殊管理药品、贵重药品的安全专用保管设备，如保险柜等；消防安全设备；经营中药饮片的企业仓库应有饮片储存箱；用于储存需冷藏药品电冰箱或小冷藏库；防尘、防潮、防霉、防污染的设备，如纱窗、门帘、灭蝇灯、吸湿机等；劳动防护用品，如工作服、安全帽、绝缘手套、口罩、护目镜、防毒面具等；其他用品及工具，包括钉锤、斧、锯、钳等。

2.软件设施

仓库软件设施是指一切涉及药品仓储管理全过程的书面文件和实施过程的真实记录。

（1）质量管理制度　主要有药品验收、保管、养护和出库复核的管理制度，有关记录和数据的管理制度，有特殊药品和贵细药品管理制度，近效期药品、不合格药品和退货药品管理制度等。

（2）质量程序文件　为落实各项质量管理制度，仓库应有相应的程序文件来保障管理制度的实施，如药品储存养护质量的操作程序、不合格药品的确认和处理程序等。

（3）管理记录、凭证、台账　仓库常用的质量记录有温湿度记录、养护设备使用记录、药品在库养护检查记录、药品出库记录等；凭证包括近效期药品催调表、不合格药品申报表、药品养护档案表、退货通知单等；台账包括不合格药品台账、销货退回药品台账、中药饮片分装记录等。

3.计算机系统

药品仓库计算机系统应当符合以下要求：①有支持系统正常运行的服务器；②药品采购、销售、储存、运输以及质量管理等岗位应当配备专用的终端设备；③有稳定、安全的网络环境，有固定接入互联网的方式和可靠的信息安全平台；④批发企业有实现相关部门、岗位信息传输和数据共享的局域网；⑤有符合GSP要求及企业管理实际需要的应用软件和相关数据库。

（二）药品仓库设备设施的管理

仓库设施管理包括设备的购置、保管、使用、保养、维修等内容，要求做到有条不紊、使用方便、精心养护、检修及时、不丢不损、领退有手续、职责分明、账物相符。设备操作规程及相关管理规章制度明确，遵守操作规程，相关工作人员持证上岗，并不断接受培训，严格考核制度。正确使用，定期保养设备，管理人员要随时了解设备的运转情况，及时对设备进行清洁、润滑、调

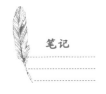

笔记

整和防腐检查。

三、药品分类储存的目的

药品仓库储存的药品品种繁多，批次不一，性能各异，而且仓储作业过程也有着不同的内容。为保证合理利用仓库空间，提高工作效率，避免药品之间相互影响，需要把仓库的作业区划分成相对独立的储存作业区，不同的区域用以储存某类特定药品。

药品分类储存的目的是：①为存取药品提供准确位置，方便药品的入库、上架、查询、出库，节省重复找寻药品的时间，提高工作效率；②合理利用仓库使用空间；③便于药品养护和检查盘点；④便于管理人员掌握药品进出库活动规律，熟悉药品性能，提高保管技术水平；⑤利于掌握和控制药品存量；⑥避免药品乱堆乱放导致过期而报废，并可有效掌握存货而降低库存量；⑦利于合理配置和使用机械设备，便于用电脑管理，提高机械化、自动化操作程度。

四、药品分库、分区和分类储存方法

（一）药品仓库的类型

1.按照储存的医药商品类型划分

按照储存的医药商品类型划分，药品仓库可分为以下几类。

（1）原料药库　储存化学原料药或中药提取物。

（2）制剂药品库　储存化学药制剂、生化药品制剂及中成药。

（3）生物制品库　储存生物制品，如基因工程制品、血液制品、疫苗等。

（4）麻醉药品库　储存麻醉药品和一类精神药品的专用仓库。

（5）毒性药品库　储存医疗用毒性药品及制剂的专用仓库。

（6）放射性药品库　储存放射性药品的专用仓库。

（7）危险品库　储存易燃、易爆等危险药品专用仓库。

（8）辅料库　储存制药辅料的仓库。

（9）非药品库　根据各种非药品的类型，如医疗器械、保健食品、消毒用品等，妥善分库储存。

2.按照仓库的主要职能划分

按照仓库的主要职能划分，药品仓库可分为以下几类。

（1）采购仓库　分批从生产部门接收的药品，经过集中和积聚再整批或分批发运各地。

（2）批发仓库　是指药品供应区的各种批发企业的仓库，地点一般设置于药品的最终消费地区，即药品的销地。

（3）零售仓库　为保证药品日常销售而进行短期药品储存的仓库，一般设置于零售企业内或药店附近，由零售企业直接管理。

（4）加工仓库　对某些药品进行必要的挑选、分类、整理、分装、改装、组装和简单的流通加工的仓库，常用于弥补生产过程加工不足。

笔记

（5）储备仓库 接收和发运药品的批次较少，药品较长时期脱离周转。该类仓库主要用来应对国民经济计划过程中可能出现的重大失调，以及补救自然灾害所造成的损失或战争急需。

（6）中转仓库 设置地点一般在铁路、公路、航运等交通汇集点，要求有齐全的装卸设备。

3.按照仓库储存温度和养护条件法划分

按照仓库储存温度和养护条件划分，药品仓库可分为以下几类。

（1）通用仓库 亦称普通仓库，温度控制在 10～30℃（相对湿度 35%～75%）的仓库，此类仓库技术装备比较简单、建造比较容易、适用范围广泛。

（2）冷冻库 指温度控制在 -25～-10℃（相对湿度 35%～75%）的冷库，用于需冷冻储存的原料药或生物制品。

（3）冷藏库 指温度控制在 2～10℃（相对湿度 35%～73%）的仓库，用于储存按规定需冷藏储存的各种药物制剂和原料药，如生物制品、酶制剂等。

（4）阴凉库 指温度不高于 20℃（相对湿度 35%～75%）的仓库。此类仓库可延缓药物成分不稳定的商品品质陈化和质量变异速度，如中药材、中药饮片及一部分化学药制剂等。

（5）气调仓库 能够控制库内氧气和二氧化碳浓度的药品仓库，用于存放有控制氧气和二氧化碳浓度要求的原料药和药物制剂。

4.按照仓库的建筑结构划分

按照仓库的建筑结构划分，药品仓库可分为以下几类。

（1）平房仓库 平房仓库指单层建筑仓库。该类仓库建筑结构简单、造价较低、移仓作业方便，但其土地利用率较低。

（2）多层楼房仓库 相较于平方仓库，该类仓库可提高仓容量和土地利用率，但建筑结构复杂，造价较高。

（3）高层货架立体仓库 高层货架立体仓库亦称自动化立体仓库，是指采用几层乃至几十层高的货架储存单元药品。此类仓库可以实现计算机网络管理，实现物流仓储的自动化、智能化、快捷化、网络化、信息化，很容易实现"先进先出"，是未来药品仓库发展的主要趋势之一。

课堂活动

药品仓库的类型

1. 疫苗和血液制品应该储存在哪一类仓库？为什么？
2. 按储存温度来划分，药品仓库可分为哪几类？

（二）药品仓库库区布局和内部布置

1.药品仓库库区布局

按照 GSP 要求，根据仓库业务活动和工作任务的不同，仓库库区布局应包括仓储作业区、辅助作业区和行政生活区。

（1）仓储作业区 仓储作业区是仓库的主体部分与主要业务场所，是指仓库用于药品收发、储存、整理、分类、加工、包装的场所，包括各类库房、通

道以及与储存作业相关的场地。各作业场所的布置，必须与仓库业务顺序相一致，一般将吞吐量大和出入库频繁的库房布置在库区中央靠近作业区或者接近库内运输主干线处，以方便出入库的装卸、搬运和运输作业。在进行库房布置时，还需要考虑设备的具体使用要求和最经济的运输半径，以适应每种设备的具体要求。

（2）辅助作业区　辅助作业区是仓储作业的辅助场所，主要是为药品储存保管业务服务的，包括存放包装材料的仓库和停放搬运装卸机械或工具等的场所。辅助作业区应靠近仓储作业区，以便及时供应。但也应相隔一定距离，防止辅助作业区发生事故危及仓储作业区。

（3）行政生活区　行政生活区是仓库的行政管理机构和生活服务设施的所在地，包括办公室、会议室、职工活动室、宿舍、食堂、警卫室等。行政生活区一般应与库区各作业场所隔开，并有隔离设施和单独的出入口，目的是减少人员往来对仓储作业的影响和保障作业安全和储存安全。

2.药品仓库内部布置

药品仓库内部布置的目的是有效地利用库房内部的空间。根据货垛与通道或库墙之间的关系，库区内部布局形式可分为横列式、纵列式、纵横式和倾斜式等（见图1-1）。

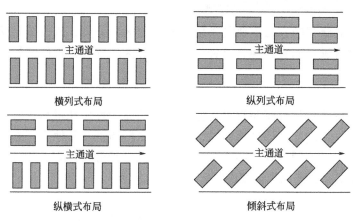

图1-1　库区内部布局形式

（1）横列式布局　横列式布局是指货垛或货架的长度方向与仓库的侧墙互相垂直。这种布局的主要通道长且宽，副通道短，有利于货物的取存、检查；通风和采光条件好；有利于机械化作业，便于主通道业务的正常展开。缺点是主通道占用面积多，仓库面积的利用率会受到影响。

（2）纵列式布局　纵列式布局是指货垛或货架的长度方向与仓库侧墙平行。优点是仓库平面利用率高。其缺点是存取货物不方便，通风采光不利。

（3）纵横式布局　纵横式布局指在同一保管场所内，横列式布局和纵列式布局兼而有之，可以综合利用两种布局的优点。

（4）倾斜式布局　倾斜式布局指货垛或货架与仓库侧墙或主通道成一定夹角。倾斜式布局是横列式布局的变形，优点是便于叉车作业、缩小叉车的回转角度、提高作业效率。其缺点是造成不少死角，仓库面积利用度降低。

笔记

（三）药品分库分区储存的基本原则

药品分库分区储存的基本原则如下。

（1）药品与非药品，必须分库或分区存放。

（2）内服药与外用药应分库或分区存放。

（3）中药材、中药饮片应与其他药品分库储存。

（4）品名或外包装容易混淆的品种，应分区或隔垛存放。

（5）仓库中性质相互影响，容易串味的药品应分库存放。

（6）药品中的危险品应存放在专用危险品库内。

（7）批发仓库中麻醉药品、一类精神药品可存放在同一个专用麻醉药品库房内；二类精神药品与普通药品应分库或分区储存；仓库中毒性药品应专库（柜）存放；放射性药品应储存于特定的专用仓库内。

（8）保健食品、医疗器械、特殊用途化妆品和消毒用品等应分库或分区存放。

（9）药品中的原料药、中药提取物和药物制剂类应分库存放。

（10）药品应按用途或剂型分类陈列和储存；药品按批号堆码，不同批号的药品不得混垛，垛间距不小于5cm；实际工作中对多种药品通常实行专仓专储。

（四）药品的分库、分区和分类储存方法

药品分类储存的方法主要是采用分库、分区、分类、货位编号保管的方法对仓储作业区进行布置。现将这种"分库、分区、分类、货位编号"的方法说明如下。

1.分库

验收合格的药品入库储存时首先要根据药品的性质和类型进行分库，例如中药饮片、生物制品、体外诊断试剂、化学原料药以及其他实行专库储存的特殊药品（例如医疗用毒性药品等）和危险品等必须分库储存。此外，需要冷藏储存和阴凉储存的药品也需要进行分库。

2.分区

分在同一类型仓库的药品，按照类别、性质和储存数量，结合仓库建筑、库内布局和设备条件等因素，指定在某一库区存放。每一种医药商品都有一个固定的仓位，统一编号，例如同属于阴凉储存库的药品可划分为阴凉普通药品区、阴凉外用药品区、阴凉保健食品区、阴凉医疗器械区等。为应付特殊情况，仓库还要留出机动货区。

3.分类

分类是将药品按性质和所要求的储存条件分成若干类，各类集中存放。

（1）按药品的剂型分类储存　可将不同剂型的药品，如针剂、片剂、软膏剂、溶液剂等分库或分区储存。

（2）按药品性质分类储存　按GSP的要求，药品与非药品，性质互相影响、容易串味的药品，内服药与外用药，均应分库或分区存放。品名或外包装容易混淆的品种，应分区或隔垛存放。中药材、中药饮片应与其他药品分开存放。

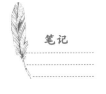
笔记

4.规划货位

根据每一类药品的库存种类、包装规格和外形、库存数量以及合理的摆放堆码方法，结合库区内货架或货台的布局，来规划各货架的位置和货位的分布。规划货位的原则为：货位布置紧凑，仓容利用率高；方便收货、发货、检查、包装及装卸，合理灵活；保障堆垛和摆放均匀稳固，操作安全；通道流畅，行走便利。

5.货位编号

货位编号又称为方位制度，它是在分区、分类和画好货位的基础上，将存放药品的场所按储存地点和位置排列，采用统一的标记，编上顺序号码，做出明显标志，以方便仓储作业。

货位编号方法目前没有统一样式，各企业通常根据自身实际，统一规定出本药品仓库的货位划分及编号方法，以利于方便作业。药库常用货位编号方法为"四号定位"法，即"库区 - 货架 - 层次 - 列"的编排方法，具体方法如下：①库区号，整个仓库的库房编号；②货架号，面向货架从左至右编号；③货架层次号，从下层向上层依次编号；④货架列号，面对货架从左侧起横向依次编号。例如 3-3-2-15 即指 3 号库房、3 号货架、第 2 层、15 号货位。

📍 **课堂活动**

药品的分库、分区和分类储存方法

1. 设计一个药品仓储作业的平面图，标明药品仓储的作业流程。
2. 请说明"1-2-3-4"药品的定位。

五、仓库温度、湿度、色标管理

（一）温度和湿度对药品稳定性的影响

1.温度

温度对储存药品的质量影响较大，温度过高或过低都可能导致药品变质失效，尤其是生物制品、脏器生化药物、抗生素及中药等对温度要求更严。温度一般是指仓库温度。

温度过高可以加快药物的化学反应或物理反应速度；利于害虫、霉菌的生长繁殖；使有挥发性的药物加速挥发，造成损失；使含脂肪油较多的中药泛油；使含结晶水的药物风化；使某些易熔化的药品发生变软、熔化或粘连，从而影响药品的质量。一般药品均宜储存于阴凉处。但温度过低也会使一些药品产生沉淀、冻结、凝固，甚至变质失效，有的则使容器破裂而造成损失。

2.湿度

空气中水蒸气的含量称为湿度。湿度对药品质量的影响很大，湿度过大可以使药品吸湿而发生潮解、稀释、变形、水解、发霉等。如氯化钙易潮解，单糖浆易稀释，胶囊易变形，阿司匹林易水解等；湿度过小又容易使某些药品风化或干裂，如芒硝易风化。

笔记

（二）药品仓库的温度和湿度要求

1.有效调控温湿度及室内外空气交换的设备

药品仓库除了要求墙体、屋顶和地面要有良好的密封性、隔热性和防潮性之外，通常还要安装进行温湿度调控的设施、设备。空调是进行温湿度调控的重要设备，一般根据仓库的容积计算出需配备的空调功率及数量，以确保进行有效调控。另外，许多仓库还配备一定数量的除湿机，对温度不超标而湿度经常超标的仓库尤为适用。湿度过低的库房还应配备加湿器，药品仓库相对湿度应控制在35%～75%。

仓库要根据库房结构等实际情况设置相应的门窗、通风口，以便根据调节的需要进行库内外空气的流通或阻隔。门窗结构密闭，保证库房内外环境的气密性。窗户通常挂厚窗帘以便在不通风时遮光和保温；医疗用毒性药品库、麻醉药品库和冷藏库采用全封闭，不设置窗户及通风口，门的数量控制在最少。普通药品仓库则根据仓库的容积设置一定数量的排气扇。排气扇应加置窗户，在不排气时关窗密闭。

2.库房要安装温湿度自动监测系统

按照药品监管部门要求，药品批发企业和零售连锁企业仓库必须安装温湿度自动监测系统，以实现自动监测、记录库房温湿度，且能在温湿度超标时自动报警。药品库房或仓间安装的温湿度自动监测系统测点终端数量及位置应符合要求。

测点终端的安装布点位置应当考虑仓库的结构、出风口、门窗、散热器分布等因素，防止因安装位置不合理而影响对环境温湿度监测的准确性。

测点终端应当安装牢固、位置合理，可有效防止储运设备作业及人员活动对监测设备造成影响或损坏，测点终端的安装位置不允许随意调整。

🌐 **知识拓展**

药品仓库的温度和湿度要求

药品库房或仓间安装的温湿度自动监测系统测点终端数量及位置的要求如下。

（1）每一独立的药品库房或仓间至少安装2个测点终端。

（2）平面阴凉仓库（高度在4.5m以下称平面库）面积在300m^{2}以下的至少安装2个监测终端，面积在301～600m^{2}至少安装3个监测终端，面积在601～900m^{2}至少安装4个监测终端，以此类推。

（3）平面冷藏（或冷冻）仓库面积不足100m^{2}的至少安装2个监测终端，面积在101～200m^{2}的至少安装3个监测终端，面积在201～300m^{2}的至少安装4个监测终端，以此类推。平面仓库测点终端安装的位置不得低于药品货架或药品堆码垛高度的2/3。

（4）货架层高在4.5～8m的高架阴凉仓库或全自动立体阴凉仓库，面积在300m^{2}以下的至少安装2个监测终端，面积在301～600m^{2}的至少安装4个监测终端，面积在601～900m^{2}的至少安装6个监测终端，以此类推。测点终端要均匀分布在货架上、下位置。

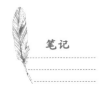

笔记

（5）货架层高在 4.5～8m 的高架冷藏仓库或全自动立体冷藏库，面积不足 100m^2 的至少安装 2 个测点终端，面积在 101～200m^2 的至少安装 4 个测点终端，面积在 201～300m^2 的至少安 6 个测点终端，以此类推。测点终端要均匀分布在货架上、下位置。

（6）货架层高在 8m 以上的高架阴凉仓库或全自动立体阴凉仓库，面积在 300m^2 以下的至少安装 3 个监测终端，面积在 301～600m^2 的至少安装 6 个监测终端，面积在 601～900m^2 的至少安装 9 个监测终端，以此类推。测点终端要求均匀分布在高架仓库或全自动立体仓库上层测点终端安装的位置，不得低于最上层货架存放药品的最高位置。

（三）药品仓库的色标管理

药品批发企业和药品零售连锁企业仓库应根据 GSP（2016 年版）要求划分为待验药品区、退货药品区、合格品库（区）、待发货药品区和不合格药品区五个区。药品零售企业仓库应划分为待验药品区、合格药品区、退货药品区和不合格药品区四个区。

"三色"色标管理用于药品色标管理的含义是：黄色表示待验，绿色表示合格，红色表示不合格。三色标牌以底色为准，文字可用白色或黑色表示，以防止出现色标混乱。

"三色"色标管理的具体内容如下（见图 1-2 "三色"色标管理）。

（1）在待验药品库（区）、退货药品库（区）外大门上或适宜位置悬挂黄色标志；也可以同时在库内堆垛适宜高度上悬挂黄色标志，表示库内储存的是等待验收的药品。未设置待验库、退货库的，可在库内或仓库适宜场所划出区域存放等待验收的药品。退货药品为黄色标志，是因为仓库接收退货需要经验收人员验收后才能判定合格或不合格，故处于等待验收状态。验收人员验收合格的，存放于合格品库（区），验收不合格的存放于不格品库（区）。

（2）合格品库（区）、分装区或零货称取库（区）、待发货库（区）为绿色标志（待发药品必须是已经检验合格的药品）。

（3）不合格品库（区）为红色标志。

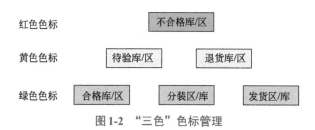

图 1-2 "三色"色标管理

同步测试

单项选择题

1. 按 GSP 管理要求库区的色标为红色的库区有（　　）。

笔记

A. 退货区　　　　　　B. 待验区　　　　　C. 合格品区　　　　D. 不合格品区

2. 能够实现物流仓储的自动化、智能化、信息化，既提高土地利用率、单位面积储存量，又能提高仓库的出入库频率的仓库是（　　　）。

A. 立体仓库　　　　　　　　　　　B. 平房仓库

C. 多层仓库　　　　　　　　　　　D. 通用仓库

3. 采用"四号定位"法编制的货位号中，第一个数对应的是（　　　）。

A. 库区号　　　　　　　　　　　　B. 货架号

C. 货架层次号　　　　　　　　　　D. 货架列号

4.（　　　）布局方式的优点是通道长且宽，副通道短，有利于货物的存取检查。

A. 横列式布局　　　　　　　　　　B. 纵横式布局

C. 纵列式布局　　　　　　　　　　D. 倾斜式布局

5. 业务特点是接收和发运药品的批次量少，药品较长时期脱离周转的仓库是（　　　）。

A. 加工仓库　　　　　　　　　　　B. 采购仓库

C. 储备仓库　　　　　　　　　　　D. 中转仓库

参考答案　1～5：DAAAC

笔记

模块二

药品入库、出库、在库检查操作

扫一扫

项目一

药品的入库验收

学习目标

知识要求
- 掌握药品验收项目的检查、标准和冷藏药品收货记录内容。
- 熟悉药品收货、验收和入库的一般流程。
- 了解中药材和中药饮片入库前的处理方法。

技能要求
- 熟练进行药品的收货、验收和入库的操作。
- 熟练使用进销存管理系统或采购管理系统模块中的收货、验收和入库功能。

🎬 扫一扫　数字资源2-1　药品入库验收视频

　　药品是预防、治疗和诊断疾病的特殊商品，药品质量直接关系到人体健康和生命安全。药品的入库验收，是药品流通的首要环节，是保证入库药品数量准确、质量完好的重要措施，可有效防止不合格药品和不符合包装规定的药品入库。由于药品品种繁多、规格不同、剂型多样、产地各异，且性质复杂、受到的影响因素较多，药品经营企业必须遵守《中华人民共和国药品管理法》和《药品经营质量管理规范》（以下简称GSP）的相关规定。加强药品的入库验收管理是保证药品质量、做好药品养护工作的一个重要环节。

一、收货核对

　　药品收货是指药品到货时，收货人员根据供应商提供的随货同行单（票），与采购记录对照，检查运输工具，核对药品实物，接收药品的过程。收货的目的是核实采购渠道，确定所收的药品票、账、货相符，防止非本企业采购药品进入。对药品收货过程中出现的不符合质量标准或疑似假、劣药品的情况，应当交由质量管理部门按照有关规定进行处理，必要时上报药品监督管理部门。

🌐 **知识拓展**

GSP第七十三条、第七十四条

　　第七十三条　药品到货时，收货人员应当核实运输方式是否符合要求，并对照随货同行单（票）和采购记录核对药品，做到票、账、货相符。

笔记

随货同行单（票）应当包括供货单位、生产厂商、药品的通用名称、剂型、规格、批号、数量、收货单位、收货地址、发货日期等内容，并加盖供货单位药品出库专用章原印章。

第七十四条 冷藏、冷冻药品到货时，应当对其运输方式及运输过程的温度记录、运输时间等质量控制状况进行重点检查并记录。不符合温度要求的应当拒收。

根据收货药品的来源，可以分为采购到货和销后退回收货两种。根据药品管理要求的不同，可分为一般药品收货、冷链药品收货和特殊管理药品收货。

1.一般药品收货步骤

根据 GSP 要求，药品收货流程包括检查运输工具、核对票据、检查药品、通知验收等环节，具体如图 2-1 所示。

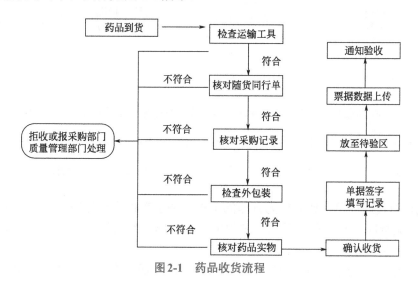

图 2-1 药品收货流程

（1）查验运输工具和运输状况

① 检查是否使用约定的运输工具。

② 核实运输工具是否为封闭式货物运输工具，温度控制应符合药品储存条件，冷藏、冷冻药品的运输应符合 GSP 规范及其相关附录规定，特殊管理药品的运输应符合国家有关规定。如发现运输工具内有雨淋、腐蚀、污染等可能影响药品质量的现象，应当通知采购部门并报质量管理部门处理。

③ 根运输单据所载明的启运日期，检查是否符合协议约定的在途时限，对不符合约定时限的，应当报质量管理部门处理。

④ 供货方委托运输药品的企业采购部门应当提前向供货单位索要委托的承运方式、承运单位、启运时间等信息，并将上述情况提前告知收货人员。收货人员在药品到货后，要逐一仔细核对以上内容，不一致的应当通知采购部门并报质量管理部门处理。

（2）查验票据

① 药品到货时，收货人应该查验相关的药品采购记录单（表 2-1）以及随货同行单（表 2-2）。无随货同行单或药品采购记录单的应当拒收。

笔记

表2-1　药品采购记录单

客户名称：

供货单位：　　　　　　　　　　　　　　NO：　　　　　　　　　　开票日期：

序号	品名	剂型	规格	单位	数量	产地	单价（元）	金额（元）	生产日期	生产批号	有效期	批准文号	备注
本页金额小计：						以上药品质量情况：							
金额合计（大写）：						金额合计（小写）：							

表2-2　随货同行单

采购日期	通用名称	剂型	规格	单位	数量	生产企业	供货单位	批准文号	批号	有效期	备注

　　备注：本批药品验收合格，若有异议，如因数量不符等原因要求退货，请在10个工作日内与本公司联系。

　　单据说明：（白色为存根联，红色为签收联，粉色为仓库联，绿色为发票联，蓝色为随货同行联）

　　制单人：　　　　发货人：　　　　复核人：　　　　送货人：　　　　签收人：

　　② 随货同行单（票）应为打印的单据，并加盖供货单位药品出库专用章原印章；随货同行单（票）及加盖供货单位药品出库专用章原印章应与首营企业档案中留存的相关式样保持一致。

　　③ 核对采购记录与随货同行单中的内容，包括供货单位、生产企业、药品的通用名称、剂型、规格、数量、收货单位。

📹 扫一扫　数字资源2-2　采购合同视频

📹 扫一扫　数字资源2-3　随货同行单视频

　　（3）药品实物的核对

　　① 检查药品外包装　收货人员拆除药品的运输防护包装，检查药品的外包装是否完好，有无破损、污染、标识模糊不清等情况。

　　② 药品到货时，收货人员应当依据随货同行单（票）以及相关的药品采购记录核对药品实物，内容一致，方可签字收货。

　　③ 对于随货同行单（票）记载的供货单位、生产厂商、药品的通用名称、剂型、规格、批号、数量、收货单位、收货地址、发货日期等，内容与采购记录以及本企业实际情况不符的，应当拒收，并通知采购部门，可由采购部门负责与供货单位核实处理。

　　（4）填写记录　收货人员应对照随货同行单（票）、采购记录核对到货药品，并在计算机上录入到货信息，系统自动生成收货记录（表2-3）。

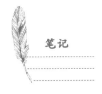
笔记

表2-3　药品收货记录

编号：

收货时间	药品名称	剂型	规格	到货数量	批号	有效期	批准文号	生产企业	供货单位	外包装情况	运输方式	运输起止时间	收货人

（5）码放药品　对符合要求的药品，收货人员按照品种、批号进行托盘堆码，需将标签全部朝外，以便后续验收核对信息、入库上架等。

（6）交接单据　收货人员将随货同行单、检验报告等相关文件转交给验收人员。

2.异常情况处理

收货过程中出现异常情况，收货人员应当做以下处理。

（1）对于随货同行单（票）内容中除数量以外的其他内容与采购记录、药品实物不符的，经采购部门向供货单位核实确认后，由供货单位提供正确的随货同行单（票）后，方可收货。

（2）对于随货同行单（票）与采购记录、药品实物数量不符的，经供货单位确认后，按照采购制度由采购部门确定并调整采购数量后，方可收货。

（3）供货单位对随货同行单（票）与采购记录、药品实物不相符的内容不予确认的，到货药品应当拒收，存在异常情况的，报质量管理部门处理。

（4）拆除药品的运输防护包装，检查药品外包装是否完好，对出现破损、污染、标识不清等情况的药品，应当拒收。

收货人员对符合收货要求的药品，应当按品种特性如药品温湿度特性、储存分区管理、特殊管理药品等要求放于相应待验区域，或者设置"待验"状态标志，并在随货同行单（票）上签字后移交验收人员，通知验收。

3.冷链药品收货

冷链是指为了保持药品、食品等产品的品质，从生产到消费过程中，始终使其处于恒定的低温状态的一系列整体冷藏解决方案、专门的物流网络和供应链体系。

冷链药品是指对药品贮藏、运输有冷藏、冷冻等温度要求的药品。

药品冷链物流是指药品生产企业经营企业、物流企业和使用单位采用专门的设施，使冷藏药品从生产企业成品库到使用单位药品库的温度始终控制在规定范围内的物流过程。

🌐 **知识拓展** ·············

冷链药品的分类及特点

冷链药品根据药品温控条件的不同可大致分成四类：首先是一般的冷链药品，严格讲，就是冷藏链药品，它的温度要求是2～8℃；第二个是冷却链药品，温度

笔记

要求为 8～15℃；第三个是冷冻链药品，温度要为 -20℃ (疫苗通常要求这个温度)；第四类是深度冷冻链药品，温度要求在 -70℃，这些药品基本上是冷链药品的原液，如注射用曲妥珠单抗以 2～8℃储存，但它的原液储存在 -70℃环境中。

冷链药品主要有以下几个特点：①多数为生物制剂，性质不定，其生物活性非常容易受外界环境影响；②冷链药品对制造、包装过程的要求非常严格；③冷链药品检测周期相对较长，基本上都是 3～6 个月的检测周期，而这个检测周期在有效期之内；④对日常仓储以及运输过程的温度要求更高。

冷链药品收货除应满足以上一般药品收货的流程和要求以外，还应该增加符合其他特性要求的以下收货内容。

（1）检查运输方式、工具和温度　冷藏、冷冻药品到货时，应查验冷藏车、车载冷藏箱或保湿箱的温度情况，检查并索要运输过程和到货时的温度记录。

① 查运输工具　是否为冷藏车、冷藏箱或保温箱送货。

② 查验到货温度　查看冷藏车或冷藏箱、保温箱到货时温度数据并记录。如果使用保温箱或冷藏箱运输的，要查看蓄冷剂是否与药品直接接触；温度监测记录系统的探头是否放置于药品附近；冷藏车运输的，需要多点测量货物外表温度、车厢温度，还要抽样开箱测量货物内部温度，防止出现药品外冷内热现象。

③ 查验运输过程温度　采用冷藏车配送的，应向运输人员索取在途温度数据，当场打印温度记录；采用冷藏箱或保温箱配送的，收货人员应立即将其转移到冷库待验区，打开冷藏箱或保温箱，取出温度记录仪，关闭开关，导出温度记录仪中的在途温度记录，并打印保存，确认运输全过程温度状况是否符合规定。

（2）核对单据　冷链药品收货除随货同行单（票）外，还应提供《冷链药品运输交接单》，收货人员检查《冷链药品运输交接单》，重点检查启运时间、启运温度。

（3）核对实物　检查药品外包装均应在冷库待验区进行，核对无误后收货人员在《冷链药品运输交接单》上填写收货日期、收货时间（具体到分钟）、到货温度，并在随货同行单（票）上签字，并盖收货专用章，交给送货人员。

（4）填写收货记录　企业所使用的计算机系统应能建立专门的《冷链药品收货记录》，主要内容至少包括：药品名称、数量、生产企业、发货单位、发运地点、启运时间、运输方式、温控方式、到货时间、温控状况、运输单位、收货人员等（表 2-4）。收货人员根据收货检查情况，在计算机系统中填写《冷链药品收货记录》。

表2-4　冷链药品收货记录

药品名称	数量	生产企业	发货单位	发运地点	启运时间	运输方式	温控方式	到货时间	温控状况	运输单位	收货人员

笔记

（5）码放药品　对符合收货要求的药品，收货员应将其码放在冷库的待验区，通知验收员进行验收。如为冷冻药品，应在冷库收货后立即验收，验收合格后迅速存入冷冻库。

4.销后退回药品收货

销后退回药品是指已经正式出库，并且有完整的销售记录，因为各种原因销后退回的药品。销后退回药品应按照以下要求进行处理。

（1）销后退回药品首先由销售部门进行查询，确认为本企业销售出去的药品后，并且符合企业制度所规定的退货条件，销售部门填写《销后退回药品处理审批单》，批准后通知仓储部门收货。

（2）仓库收货人员凭销售部门开具的退货凭证，对退货药品进行核对无误后，收货并通知验收员验收。

（3）销后退回的冷藏、冷冻药品，应由退货方提供温度控制说明文件和售出期间温度控制相关数据，符合条件方可收货。

（4）退货药品需专人负责保管，并建立销后退回药品台账。

二、药品验收

药品验收工作是药品进库作业的一个重要环节，是堵住假劣药品进入药库的第一道关卡，是保障用药安全、防止假劣药品进入流通渠道的必要保障。药品验收必须依照药品验收标准，对购进药品和销后退回药品进行逐批验收。

（一）药品验收依据

药品验收应根据《中华人民共和国药典》《国家食品药品监督管理局国家药品标准》以及合同规定的质量条款进行。药典未收载的品种可按部颁标准及各省、自治区、直辖市所制定的标准执行，严格执行《中华人民共和国药品管理法》《药品经营质量管理规范》及相关法律法规。

（二）药品验收场所、设备及时限

1.验收场所及设备

库房应当有专用的验收场所。

（1）药品待验区域有明显标识，并与其他区域有效隔离。

（2）待验区域符合待验药品的储存温度要求。

（3）验收设施设备应干净清洁，避免污染药品。

（4）待验区按规定配备药品电子监管码扫码与数据上传设备。

2.验收时限

验收员接到验收通知后，应该在规定时间内对待验药品进行验收。一般药品应在到货后 1 个工作日内验收完毕；冷藏药品应在 30min 内收货、入库；冷冻药品应在 15min 内完成；特殊管理药品应货到即验。

（三）一般药品验收

1.核对药品

验收人员按照随货同行单再次与药品实物核对。核对信息包括：品名、规

笔记

格、批号、有效期、数量、生产企业等，并检查随货同行单是否加盖供货单位出库专用章原印章，收货人员签字处是否签字。

2.查验相关证明文件

验收药品应当按照批号逐批查验药品的合格证明文件，对于相关证明文件不全或内容与到货药品不符的，不得入库，并交质量管理部门处理。

（1）检查检验报告书　验收人员按照药品批号查验同批号的检验报告书，药品检验报告书需加盖供货单位药品检验专用章或质量管理专用章原印章。

从生产企业采购药品的，应查验检验报告书原件，从批发企业采购药品时，检验报告书可以为 PDF 等格式的电子文件，由质量管理人员负责电子格式检验报告书的收集确认并传递至验收岗位，确保验收人员在验收时能够在计算机中进行核对。

📹扫—扫　数字资源2-4　检验报告书视频

（2）验收实施批签发管理的生物制品　验收实施批签发管理的生物制品时，需要有加盖供货单位药品检验专用章或质量管理专用章原印章的《生物制品批签发合格证》复印件。

（3）验收进口药品

📹扫—扫　数字资源2-5　进口药品相关证明文件视频

验收进口药品时，需有加盖供货单位质量管理专用章原印章的相关证明文件。

①《进口药品注册证》或《医药产品注册证》。

② 进口麻醉药品、精神药品以及蛋白同化制剂、类激素需有《进口准许证》。

③ 进口药材需有《进口药材批件》。

④《进口药品检验报告书》或注明"已抽样"字样的《进口药品通关单》。

⑤ 进口国家规定的实行批签发管理的生物制品，需有批签发证明文件和《进口药品检验报告书》。

⑥ 进口药品分包装产品，原则与进口药品相同，但分包装有亚批的，核对供货方提供的批号关联性证明。

（4）验收特殊管理药品　特殊管理药品的验收须符合国家相关规定（详见模块三项目六）。

3.抽样

验收时应当对每次到货的药品进行逐批抽样验收，抽取的样品应当具有代表性，对于不符合验收标准的，不得入库，并报质量管理部门处理。

（1）对到货的同一批号的整件药品按照堆码情况随机抽样检查。整件数量在 2 件及以下的，要全部抽样检查；整件数量在 2 件以上至 50 件以下的，至少抽样检查 3 件；整件数量在 50 件以上的，每增加 50 件，至少增加抽样检查 1 件，不足 50 件按 50 件计。

（2）对抽取的整件药品需开箱抽样检查，从每件的上中下不同位置随机抽取 3 个最小包装进行检查，对存在封口不牢、有明重量差异或外观异常等情况

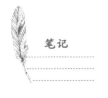

的，至少再增加一倍抽样数量进行再检查。

（3）对整件药品存在破损、污染、渗液、封条损坏等包装异常情况的，需要开箱检查至最小包装。

（4）到货的非整件药品要逐箱检查，对同一批号的药品，至少随机轴取一个最小包装进行检查。

（5）外包装及封签完好的原料药、实施批签发管理的生物制品可不开箱检查。

（6）特殊管理的药品按照相关规定在专库或者专区内，清点验收至最小包装。

案例分析

某医药公司购进一批某制药有限公司生产的六味地黄丸（浓缩丸）80 件，其中 60 件产品批号为 14040061，另外 20 件产品批号为 14020035，验收员抽样时对批号为 14040061 的药品随机抽取 4 件，对 14020035 随机抽取 3 件。

请问该验收员抽样是否正确？

4.检查药品

验收人员应当对抽样药品的外观、包装、标签、说明书等逐一进行检查、对出现问题的，报质量管理部门处理。

（1）检查运输储存包装　检查运输包装上是否清晰注明药品通用名称、规格、生产厂商、生产批号、生产日期、有效期、批准文号、贮藏、包装规格、储运图示标志、整件药品包装的合格证，以及特殊管理药品、外用药品、非处方药的标识等。

（2）检查最小包装　检查药品最小包装的封口是否严密、牢固，有无破损、污染或渗液，包装及标签印字是否清晰，标签粘贴是否牢固。

（3）检查标签、说明书　检查药品包装的标签、说明书等是否符合要求。处方药和非处方药的标签和说明书上有相应的警示语或忠告语，非处方药的包装应有国家规定的专有标识；特殊管理的药品、外用药品的包装、标签说明书上均应有规定的标识和警示说明；蛋白同化制剂和肽类激素及含兴奋剂类成分的药品有"运动员慎用"警示标识等。

在保证质量的前提下，如果生产企业有特殊质量控制要求或打开最小包装可能影响药品质量的，可不打开最小包装；外包装及封签完整的原料药、实施批签发管理的生物制品，可不开箱检查。

所有药品检查验收结束后，应当将检查后的完好样品放回原包装，并在抽样的整件包装上标明抽验标志。

5.填写药品验收记录

验收员对药品进行实物验收后，登录计算机系统确认后由计算机系统自动生成药品验收记录；验收记录签名应为验收人员通过计算机操作密码登录操作

笔记

后的电子签名；计算机系统中验收记录应符合 GSP 规定项目要求及相关附录要求（表2-5）。验收记录生成后，计算机按照药品的管理类别，自动分配库位，以便入库。

表2-5　购进药品验收记录

序号	验收日期	通用名称	商品名称	剂型	规格	数量	批准文号	产品批号	有效期至	生产企业	供货企业	质量状况	验收合格数量	验收结论	验收人	备注

知识拓展

药品标签说明书要求

1. 药品标签有药品通用名称、成分、性状、适应证或者功能主治、规格、用法用量、不良反应、禁忌、注意事项、贮藏、生产日期、产品批号、有效期、批准文号、生产企业等内容；对注射剂瓶、滴眼剂瓶等因标签尺寸限制无法全部注明上述内容的，至少标明药品通用名称、规格、产品批号、有效期等内容；中药蜜丸蜡壳至少注明药品通用名称。

2. 化学药品与生物制品说明书列有以下内容：药品名称（通用名称、商品名称、英文名称、汉语拼音）、成分［活性成分的化学名称、分子式、分子量、化学结构式（复方制剂可列出其组分名称）］、性状、适应证、规格、用法用量、不良反应、禁忌、注意事项、孕妇及哺乳期妇女用药、儿童用药、老年用药、药物相互作用、药物过量、临床试验、药理毒理、药代动力学、贮藏、包装、有效期、执行标准、批准文号、生产企业（企业名称、生产地址、邮政编码、电话和传真）。

3. 中药说明书列有以下内容：药品名称（通用名称、汉语拼音）、成分、性状、功能主治、规格、用法用量、不良反应、禁忌、注意事项、药物相互作用、贮藏、包装、有效期、执行标准、批准文号、说明书修订日期、生产企业（企业名称、生产地址、邮政编码、电话和传真）。

4. 处方药和非处方药的标签和说明书上有相应的警示语，非处方药的警示语是"请仔细阅读药品使用说明书并按说明使用或请在药师指导下购买和使用"，处方药的警示语是"请仔细阅读说明书并在医师指导下使用"，非处方药的包装有国家规定的专有标识；外用药品的包装、标签及说明书上均有规定的标识和警示说明；特殊管理药品的包装、标签及说明书上应有规定的标识和警示说明；蛋白同化制剂和肽类激素及含兴奋剂成分的药品应标明"运动员慎用"警示标识。

5. 进口药品的包装、标签以中文注明药品通用名称、主要成分以及注册证号，并有中文说明书。

6. 中药饮片的包装或容器与药品性质相适应及符合药品质量要求。中药饮片的标签需注明品名、包装规格、产地、生产企业、产品批号、生产日期；整件包

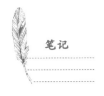

笔记

装上有品名、产地、生产日期、生产企业等，并附有质量合格的标志。实施批准文号管理的中药饮片，还需注明批准文号。

7. 中药材有包装，并标明品名、规格、产地、供货单位、收购日期、发货日期等；实施批准文号管理的中药材，还需注明批准文号。

（四）冷链药品验收

冷链药品验收除了上述一般药品验收流程和要求外，要需要注意以下几点。

（1）药品经营企业的冷链药品待验区必须设置在冷库内，药品验收人员应在冷库内完成冷链药品的验收。

（2）冷链药品验收应快速及时，随到随验，在药品到库 1h 内完成验收。因各种原因无法及时验收的，药品应放在冷库待验区内。

（五）销后退回药品验收

销后退回药品的验收除按照一般药品验收流程操作以外还需要注意以下几点。

1.核实退货原因

药品验收人员应根据销售部门确认的销后退回药品通知单进行验收，对于质量原因的退货，应查看药品实货是否与审批的退货原因相符。

2.销后退回药品验收的抽样原则与方法

药品验收人员应逐批检查验收销后退回药品，并开箱抽样检查。

（1）整件包装完好的，应按照常规药品验收原则加倍抽样检查，即：整件数量在 2 件及以下的，要全部抽样检查；整件数量在 2 件以上至 50 件以下的，至少抽样检查 6 件；整件数量在 50 件以上的，每增加 50 件，至少增加抽样检查 2 件，不足 50 件的，按 50 件计。

（2）抽样检查应当从每整件的上、中、下不同位置随机抽取 6 个最小包装进行检查，对存在封口不牢、标签污损、有明显重量差异或外观异常等情况的，至少再加一倍抽样数量进行检查。

（3）对无完好外包装的销后退回药品，每件应当抽样检查至最小包装，零货药品应逐个包装检查，必要时应抽样送检验部门检验。

3.冷链药品销后退回的验收

药品验收人员应按销后退回药品和冷链药品验收的相关规定进行药品验收。

4.特殊管理药品销后退回验收

除应符合销后退回药品验收操作要求外，还应遵守特殊管理药品的验收规定。

5.销后退回药品验收记录内容记录

销后退回药品验收记录内容记录包括退货日期、退货单位、通用名称、规格、批号、批准文号、生产厂商（或产地）、有效期、数量、验收日期、退货原因、验收结果和验收人员等内容。药品验收人员应按规定建立专门的销后退回药品验收记录。

直调药品可委托购货单位进行药品验收。购货单位应当严格按照 GSP 的要

笔记

求验收药品和进行药品电子监管码的扫码与数据上传，并建立专门的直调药品验收记录。验收当日应当将验收记录相关信息传递给直调企业。

 知识拓展

药品直调

发生灾情、疫情、突发事件或者临床紧急救治等特殊情况，以及其他符合国家有关规定的情形，企业可采用直调方式购销药品，将已采购的药品不入本企业仓库，直接从供货单位发送到购货单位，并建立专门的采购记录，保证有效的质量跟踪和追溯。

（六）发现质量问题的处理

验收药品过程中通常存在一些异常情况，应做如下处理。

1.药品合格证明文件不全或与到货药品不符

（1）合格证明文件上未加盖供货单位药品检验专用章或质量质量管理专用章原印章，或印章与备案不符。

（2）药品注册证、准许证不在有效期内的。

（3）缺少部分批号药检验报告书或批号与检验报告书不符的。

（4）检验报告没有合格结论。

（5）药品合格证明文件信息与药品实物不符，如名称、规格、批号、有效期、药品注册证号等。

对于上述情况，药品验收人员不得确认入库，需报告质量管理部门处理。由质量管理部门通知供货企业，补全补对相关资料后方可验收入库。如确认无法提供正确、完整资料的，应拒收，验收人员填写《药品拒收通知单》，报质量管理部门审核确认，通知供货单位，将拒收药品退给供货单位。未退货前，拒收药品应暂时储存于待处理区。

2.包装、标签或说明书异常

（1）包装封条损坏、最小包装封口不严、有污染、破损或渗液，包装及标签印字不清晰，标签粘贴不平固等情况，属于供货单位质量违约行为，应将药品移入不合格库，办理退货手续。

（2）药品包装、标签、说明书等内容不符合药品监督管理部门规定的，将药品移入不合格药品区，不能退货，需上报药品监督管理部门进行处理。

（3）药品没有包装，或标签、说明书缺失的，等同于不合格药品，应直接拒收。

3. 药品质量状况有异常

根据药品各类剂型外观性状检查标准，药品验收人员在验收过程中发现药品外观性状不符合规定的，或其他质量可疑的情况，药品验收人员应报告质量管理部进行处理。如对药品内部质量有怀疑，可送县级以上药品检验机构检验确定。经质量管理部门复检确认为不合格药品的，按拒收或入不合格品库处理。

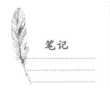
笔记

三、药品入库

验收完毕后，验收记录单交保管员；保管人员根据验收记录单将药品放置于相应的合格品药品区，并注明药品存入的库房、货位，以便记账。与此同时，将药品入库凭证的其余各联送交业务部门，作为正式收货凭证，以便于业务部门安排下一步的药品销售工作，将药品及时投放市场，加速药品流转。

保管人员如发现药品有货与单不符、包装不牢或破损、标识模糊等质量异常情况时，有权拒收并报告质量管理部门。

课堂活动

1. 收货人员收到药品后应做哪些工作？
2. 能否将购进药品和销后退回药品放在一起？

同步测试

单项选择题

1. 药品入库验收的程序是（ ）。

A. 验收→收货→入库入账

B. 收货→验收→入库入账

C. 收货→入库入账→验收

D. 验收→入库入账→收货

E. 入库入账→验收→收货

2. 药品到货时，收货人员应当查验相关的药品采购记录以及（ ）。

A. 随货同行单（票）　　　　B. 入库单　　　　　　　C. 收款收据

D. 合格证　　　　　　　　　E. 药品说明书

3. 收货过程中，对于随货同行单（票）或到货药品与采购记录的有关内容不相符的，由哪个部门负责与供货单位核实和处理？（ ）

A. 采购部　　　　　　　　　B. 财务部　　　　　　　C. 质管部

D. 仓储部　　　　　　　　　E. 销售部

4. 收货人员应当将核对无误的药品放置于库房的哪个区域？（ ）

A. 合格区　　　　　　　　　B. 待验区　　　　　　　C. 发货区

D. 不合格区　　　　　　　　E. 退货区

5. 药品收货后进入待验区，要按批号逐批验收，负责验收的人员是（ ）。

A. 经理　　　　　　　　　　B. 业务员　　　　　　　C. 采购员

D. 保管员　　　　　　　　　E. 验收员

6. 验收药品应当按批号逐批查验药品的合格证明文件，对于相关证明文件不全或内容与到货药品不符的，不得入库，并交由哪个部门处理？（ ）

A. 质管部　　　　　　　　　B. 合储部　　　　　　　C. 业务部

D. 物流部　　　　　　　　　E. 采购部

7. 对销后退回药品的验收正确的是（ ）。

A. 检查药品外包装

B. 检查药品内包装

C. 检查药品标签、说明节

D. 按进货验收的规定验收，必要时抽样送检验部门检验

E. 检查是否是本公司售出药品即可

8. 应实行双人验收入库制度的药品是（　　）。

A. 注射剂　　　　　　B. 外用药品　　　　　　C. 内服药品

D. 麻醉药品　　　　　E. 进口背品

9. 验收药品的抽样原则中，最重要的是样品要有（　　）。

A. 稳定性　　　　　　B. 代表性　　　　　　C. 安全性

D. 有效性　　　　　　E. 经济性

10. 某药企购进一批感冒灵颗粒 120 件，至少应随机抽样多少件验收？（　　）

A.1 件　　　　　　　B.2 件　　　　　　　C.3 件

D.4 件　　　　　　　E.5 件

11. 可以委托购货单位进行药品验收的是（　　）。

A. 首营品种　　　　　B. 直调药品　　　　　C. 实施电子监管的药品

D. 进口药品　　　　　E. 生物制品

12. 保管员在入库时发现药品有质量异常、包装破损、标识模等与验收结论不一致的情况时，应当（　　）。

A. 直接退回

B. 根据验收结论进行入库

C. 填写"药品复检单"，转验收员复检

D. 放于不合格药品区

E. 联系采购人员，予以退回

参考答案　1～5：BACBE　6～10：ADDBE　11～12：BC

实训一　药品的入库验收

【实训目的】

根据《药品管理法》《药品流通监督管理办法》《药品经营质量管理规范》及实施细则，通过实训使学生能熟练进行药品的入库验收工作，掌握药品入库验收手续及要求，把好入库药品质量关，防止不合格药品和假劣药品进入。

【实训内容】

药品的入库验收。

【实训程序】

一、收货

根据业务部采购员签名的《药品购进（入库）通知单》和供货单位随货同行单（票）对照实物核对实收数量后收货，并在供货单位发货单上签名。

无随货同行单（票）或无采购记录的应当拒收；随货同行单（票）记载的供应单位、生产厂家、药品的通用名称、剂型、规格、批号、数量、收货单位、收货地址、发货日期等内容，与采购记录以及本企业实际情况不符的，应拒收，并报告采购部门处理。

所收货的药品为进口药品时，应同时对照实物收取加盖有供货单位质管部原印章的该批号药品《进口药品检验报告书》（或《进口药品通关单》）和《进口药品注册证》（或《医药产品注册证》《生物制品进口批件》《进口药材批件》正本或副本复印件）。

冷藏、冷冻药品到货时，应查验冷藏车、冷载冷藏箱或保温箱的温度状况，核查并留存运输过程和到货时的温度记录；对未采用规定的冷藏设备运输或温度不符合要求的，应拒收，同时对药品进行控制管理，做好记录并报告质量管理部门处理。

销后退回药品的入库和验收按《药品销后退回处理程序》有关要求进行。

药品保管员应将药品放置于动态管理区或待验区，并通知验收员到场进行验收。

二、入库验收

验收时应根据相关法律、法规规定，对药品进行质量验收，其内容包括药品外观形状的检查和药品包装、标签、说明书及标识的检查。并在《药品购进（入库）通知单》和《供货单位收货单》上签章。

（一）验收要求

药品包装的标签和所附说明书上应有生产企业的名称、地址、药品通用名称、规格、批准文号、产品批号、生产日期、有效期等。标签或说明书上还应有药品的成分、适应证或功能主治、用法、用量、禁忌、不良反应、注意事项

笔记

以及贮藏条件等。

验收整件药品包装中应有产品合格证。

验收外用药品，其包装的标签或说明书上要有规定的警示说明。处方药和非处方药按分类管理要求，标签、说明书有相应警示语或忠告语；非处方药的包装有国家规定的专有标识"OTC"字样。

验收中药饮片应有包装，并附有质量合格的标志。每件包装上，中药饮片应标品名、规格、产地、生产企业、生产批号、生产日期等。

验收进口药品，其内外包装的标签应以中文注明药品的名称、主要成分、进口药品注册证号、生产企业名称等，其最小销售单位应有中文说明书。进口药品凭《进口药品注册证》及《进口药品检验报告书》或《进口药品通关单》验收；进口预防性生物制品、血液制品应有《生物制品进口批件》复印件；进口药材应有《进口药材批件》复印件。

验收首营品种，应有与首批到货药品同批号的药品出厂检验报告书。

（二）抽样原则

验收抽样的样品应具有代表性，采用随机原则逐批号抽取。对到货的同一批号的整件药品按照堆码情况随机抽取整件药品。抽取整件数量：2件以下，全部抽取；2件至50件以下，至少抽样检查3件；50件以上，每增加50件，至少增加抽样检查1件，不足50件按50件计。在每件中以上、中、下三个不同部位进行抽样检查，如发现封口不牢、标签破损、有明显重量差异或外观异常等现象需复验时，应加倍抽样复查。

外包装及封签完整的批签发生物制品，仅检查整件药品，不得开箱。

（三）场地及设备

应当有验收的专用场所。药品待验区域有明显标识，并与其他区域有效隔离。

待验区域符合待验药品的储存温度要求，验收设备清洁，不得污染药品，待验区按规定配备药品电子监管码扫码与数据上传设备。

一般药品应在到货后1个工作日内验收完毕；特殊管理药品应货到即验；冷藏药品到达后，应立即进行验收，并在30min之内完成验收；冷冻药品应在15min内完成验收。

（四）填写验收记录

《药品质量验收记录》包括药品名称、剂型、规格、批号、有效期、批准文号、生产企业、供货单位、数量、到货日期、质量情况、验收结论和验收员签字。

《药品质量验收记录》由验收员每月按时间顺序装订，保存至超过药品有效期1年，但不得少于3年。

（五）药品入库

验收完毕后，验收员在《药品购进（入库）通知单》上注明药品质量状况、签名并交保管员；保管员根据验收结论和验收员的签名将药品放置于相应的区，并做好记录。

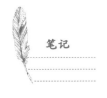
笔记

　　每验收完一个品种，应清场后才能进行下一个品种的验收工作。药品验收入库流程见图2-2。

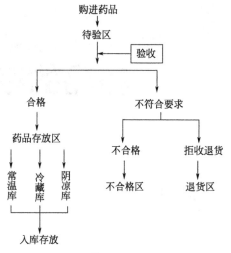

图2-2　药品验收入库流程

【训练任务】

　　1.根据相关要求完成规定药品的验收入库流程，并填写入库验收记录（表2-6）。

表2-6　药品入库验收记录

到货日期		品名	剂型	规格	批准文号	生产企业	生产批号	有效期	单位	数量	供货单位	质量状况	验收结论	验收人员	备注
月	日														

验收员：　　　　　制单人：　　　　　保管员：　　　　　总页码：

　　2.每位同学分配4个药品电子监管码，要求其通过中国药品电子监管网查询该药品的相关信息并记录。

笔记

项目二

药品的在库养护

 学习目标

知识要求

- 掌握药品在库检查的内容和重点养护品种。
- 熟悉不合格药品的发现与报告过程。
- 熟悉近效期药品的养护。

技能要求

- 熟练掌握药品仓库温湿度的调控。
- 能熟练操作药品的堆码。
- 能快速准确找出问题药品并进行合理的处置。

🎬扫一扫 数字资源2-6 药品的在库养护视频

养护是指药品在储存期间，所采取的必要的保养和维护措施，它是药品仓储的一项常规工作，也是中心内容。做好药品养护工作对保证药品质量、减少损失、促进药品流通有着重要的作用。药品的在库养护，应贯彻"以防为主"的原则，确保药品在库储存期间质量的同时，还要保证储存的安全，防止安全事故的发生。

药品在库养护流程为：制定养护计划→确定重点养护品种→在库检查与养护→做好养护记录→汇总→建立养护档案，见图2-3。

一、药品的合理储存

（一）药品的合理堆码

药品堆码是指仓储药品堆垛的形式和方法。合理的药品堆码，不但有利于仓库人员、药品、设备和建筑物安全，也可以充分利用库容，利于收货、出库和药品的在库养护。

1. 堆码注意事项

（1）分类储存，设置标志 药品入库以后，应根据各种药品剂型、性质、包装情况、仓库条件、出入库和在库养护操作要求进行分类储存，同时设置货位标志。不同批号的药品不得混垛；药品与非药品、外用药与非外用药品分开存放，并间隔一定距离或采取其他识别措施，防止混淆；中药材和中药饮片应分库存放。

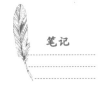
笔记

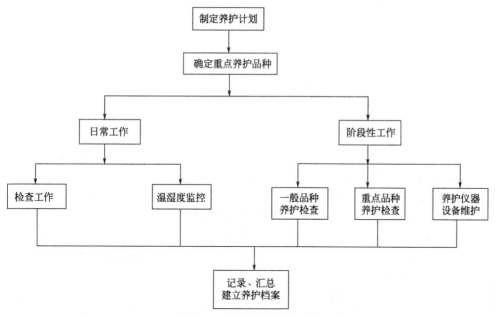

图 2-3 药品在库养护流程

（2）利用空间，保证安全　堆放药品时应在不影响通道及防火设备的情况下，充分利用空间，以提高仓容利用率；为保证人身安全，严格按照规范规程操作；遵守外包装标志要求，轻拿轻放，以防外包装破损、挤压变形或药品损坏；严格控制堆放高度，高度不超过仓库地面负荷能力，以保证库房安全。

（3）利于收发，方便工作　入库药品依据先产先出、近期先出的原则，按生产批号和药品效期分别堆放。药品堆放位置应相对固定，层次整齐、美观，方便工作。包装箱的品名、批号等放置在易于观察和识别的位置，以便于仓储管理和质量控制。

（4）搬运和堆码　药品应当严格按照外包装标示要求规范操作，堆码高度符合包装图示要求，以免损坏药品包装。

2.货垛的间距要求

药品按批号堆码，不同批号的药品需要分开堆垛，垛与垛间距不小于 5cm，垛与库房内墙、顶、温度调控设备及管道等设施间距不小于 30cm，垛与地面间距不小于 10cm。

（二）色标管理

在人工作业的库房储存药品，按质量状态实行色标管理，合格药品为绿色，不合格药品为红色，待确定药品为黄色（图 2-4）。

二、药品的在库检查

（一）药品在库检查的目的

1.控制药品的储存条件，保证药品质量的稳定性

稳定性是药品重要的质量特征，药品的稳定性主要由药品生产过程控制，但

 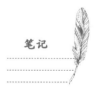

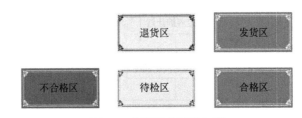

图2-4 库区的分区及色标

药品在运输、储存、销售、使用过程中如果管理不当，受空气、湿度、温度、日光、紫外线、微生物、药品包装材料等因素的影响，也会造成药品质量稳定性的下降，且直接影响药品使用的安全性和有效性，因此加强药品在库检查十分重要。

2.及时发现质量或外观特征不符合要求的药品

由于药品本身的理化性质各异，即使在规定的效期内，在规定的运输、保管、储存条件下，有些药品也会出现变质的情况。若对储存条件不重视或控制不好，药品就更加容易发生变质。药品养护检查就是根据药品的特性，采取科学、经济、合理、有效的手段和方法，对储存药品的质量进行定期保养与维护，及时发现不合格药品以及近效期药品，从而采取必要的措施，确保储存药品的质量。

（二）药品检查的内容和要求

1.检查的内容

（1）药库内的温湿度是否符合规定要求。

（2）药品的外观性状是否正常，包装有无损坏等。

（3）药品储存条件及药品是否按库、区、排、号分类存放。

（4）货物堆码、垛底平整、通道、墙距、货距等是否符合规定要求。

（5）养护设备、仪器及计量器的运行情况。

（6）库房的防潮、防尘等安全养护措施。

在检查中要加强对质量不够稳定、距生产日期较久以及包装容易损坏药品的检查和检验。

2.检查的要求

库存药品的检查，要求常规检查及定期检查、员工检查与专职检查、重点检查与全面检查结合起来进行。一般品种按季度检查一次，特殊要求的药品则应酌情增加检查次数，并填写《药品养护检查记录》（表2-7），要求查一个品种、规格，记录一次。依次详细记录检查日期、药品存放货位、品名、规格、厂牌、批号、单位、数量、质量情况和处理意见等，做好详细记录，做到边检查、边整改，发现问题及时处理。

表2-7 药品养护检查记录

序号	检查日期	品名	规格	数量	生产企业	生产批号	有效期	存放地点	外观及包装质量情况	处理意见	备注

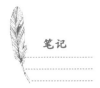
笔记

检查结束，要对检查情况进行综合整理，写出质量小结，作为分析质量变化的依据和资料。同时，还要结合检查工作，不断总结经验，提高对库存药品的保管养护水平。

3.对有问题药品的处理

药品养护中发现的问题一般包括技术操作、设施设备、药品质量等方面。养护员应对在库药品质量检查发现的问题，按《药品储存养护过程发现问题的处理办法》进行处理。

（1）储存养护过程发现药品质量问题时，应悬挂黄色标志牌，暂停发货，并填写《药品质量复查通知单》（表2-8），通知质量管理部门进行复查处理。

表2-8 药品质量复查通知单

品名		规格		生产企业	
生产批号		数量		存放地点	
有效使用日期					
质量问题：			养护员：	年 月 日	
复检结果：			质管部门：	年 月 日	

（2）质量管理部门接到发现药品质量问题的通知后，派人员到仓储现场进行复查核实。

（3）经复查核实若不存在质量问题，则应摘除黄牌，恢复正常的发货出库。

（4）经复查核实若质量异常问题暂不能确定时，应抽样送药品检验机构进行内在质量检验，同时应对已销出药品进行质量追踪，签发药品停售通知单（表2-9），传真通知有关顾客。

表2-9 药品停售通知单

年　月　日

品名	规格	生产企业	包装单位	数量	生产批号
检验情况			处理意见		
养护检查通知单号			通知日期		
有关单据日期号码			存放地点		

质管部门负责人：　　　　　　　　　　　　　　　　　　　　　　　经手人：

注：一式四联：（1）存根（2）仓库（3）业务（4）门市

（5）经检验结果证实不存在质量问题后，应摘除黄牌，恢复正常的发货出库，并同时签发解除停售通知书，传真通知有关顾客恢复销售（使用）。

（6）若经检验结果证实质量问题属实，则应按《不合格药品管理规定》对在库的该批号药品进行标识与处理，已销出的与该有问题药品相同批号的药品，应按规定追回并做好相关记录。

4.定期盘点

为加强库存药品管理，保障库存药品的安全性、完整性、准确性，真实地反映库存药品的库存与状况，企业应当对库存药品进行定期盘点，做到账、货

笔记

相符。

盘点之前应整理药品，排列有序，以便为盘点创造方便条件，提高工作效率。盘点当日，药品库房不得进行出入库操作，需要对库存的所有药品进行盘点清查，盘点时根据盘点表逐一核对，清点数量。盘点表中所列药品应按货位货号排序。盘点结束，由负责人组织人员对盘点情况进行随机抽查。通常品种抽查复核率不得低于 3%。一般盘盈、盘亏超出 0.3% 时，应查找原因，并进行说明。

5.冷藏、冷冻药品的温度控制和监测

（1）储存冷藏、冷冻药品应配备温湿度自动监测系统，自动对药品储存运输过程中的温湿度环境进行不间断监测和记录。系统应当至少每隔 1min 更新一次测点温湿度数据，在储存过程中至少每隔 30min 自动记录一次实时温湿度数据。当监测的温湿度值超出规定范围时，系统应当至少每隔 2min 记录一次实时温湿度数据。

（2）自动温度记录设备的温度监测数据可读取存档，记录至少保存 3 年。

（三）药品检查的时间和方法

药品养护检查的时间和方法，根据药品的性质及其变化规律，结合气候、储存环境和储存时间等因素来决定。

（1）日常检查　由仓库保管员每天进行检查，一天两次，分别是上午（9：30—10：30）和下午（3：30—4：30）。

（2）月度检查　对近效期药品、重点养护的品种、特殊药品类，要重点进行检查，每月至少一次。零售企业对陈列药品应每月全面检查，并要建立月度检查记录。

（3）季度检查　采用"三三四"循检法，即每个季度的第一个月检查 30%，第二个月检查 30%，第三个月检查 40%，使库存药品每个季度能全面检查一次（月查季轮）。

（4）动态检查　一般是在梅雨季、汛期、高温、严寒或发现有药品有变质倾向的时候，组织工作组进行全面或局部检查。

（四）责任追究

建立责任追究制度，严格控制药品损耗率。西药和中成药一般为 0.3%，中药材和中药饮片为 0.5%。对超正常损耗的药品，尤其是人为因素造成损失的，应追究相应的赔偿责任。

（五）报废药品

报废药品必须遵循利益远离的原则，实物必须交财务（审计）部门验收，领导批准后，交由质量管理部门监督销毁（特殊管理药品需报药监部门审批）。

（六）做好检查记录，建立养护档案

养护检查工作必须有记录，包括养护检查记录、外观质量检查记录、养护仪器的使用记录以及养护仪器的检查、保养、维修、计量检定记录（表2-10）。

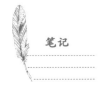

笔记

表2-10 药品养护档案

建档日期：

商品名称		通用名称		外文名称		有效期	
规格		剂型		批准文号		GMP 认证	
生产企业		邮编、地址				电话	
用途				建档目的			
质量标准				检验项目			
性状				包装情况	内：		
储藏要求					中：		
					外：		
质量问题摘要		时间	生产批号	质量问题	处理措施	养护员	备注

三、药品的养护管理

药品储存期间质量的稳定性，与储存条件和保管方法有密切关系。如果储存保管不当，会使药品变质、失效，甚至危及生命，有时还可能引起燃烧或爆炸。因此为了保证药品质量和安全，必须加强保管工作。

（一）药品的一般养护方法

（1）按包装标示的温度要求储存药品，包装上没有标示具体温度的，按照《中国药典》（2020 版）规定的贮藏要求进行储存（表2-11）；同时根据药品的性质、包装、出入库规律及仓库的具体条件等，制定合理的储存方案，以保证药品质量正常和储存安全。

表2-11 仓库温、湿度记录表

仓库号及类型：　　　　　　适宜温度范围：　　　　　　适宜相对湿度范围：

年		上午					下午				
月	记录时间	气候	温度（℃）	湿度（%）	超标采取的措施	采取措施后	记录时间	气候	温度（℃）	湿度（%）	超标采取的措施	采取措施后
日期						温度 湿度						温度 湿度
说明	1.每日记录时间范围为上午 9：30—10：30，下午 3：30—4：30。 2.每日具体记录时间要填写在记录时间栏内。 3.气候栏可填写相应符号：晴"○"、阴"×"、雨"∵"、雪"※"、大风"△"。 4.此表从开始第一日起，记录人就应签名，如多人轮换记录应在表中设记录人栏，每日均由实际记录人签名。

笔记

（2）库房的相对湿度保持在 35%～75%。

（3）实行药品养护责任制度，建立药品保管账、保管卡，经常检查，定期盘点，保证账、卡、货相符。

（4）储存药品应当按照要求采取避光、通风、防潮、防虫、防鼠等措施。

（5）拆除外包装的零货药品应当集中存放。

（6）储存药品的货架、托盘等设施设备应当保持清洁，无破损和杂物堆放。

（7）未经批准的人员不得进入储存作业区，储存作业区内的人员不得有影响药品质量和安全的行为。

（8）药品储存作业区内不得存放与储存管理无关的物品。

（9）加强防火、防爆等安全措施，确保仓库、药品和人身安全。

（二）特殊药品的养护方法

1.性质不稳定药品的养护方法

（1）遇光易变质的药品应储存于避光容器，放置于阴凉干燥处。

（2）对热不稳定、易挥发、易升华及易风化的药品宜密封并置阴凉处保存，或置冷库保管。

（3）易串味的药品宜储存于阴凉处，与一般药品特别是吸附性强的药品隔离存放。易氧化和易吸收二氧化碳的药品应注意密封保存。

（4）易吸湿、霉变、虫蛀的药品宜储存于阴凉干燥处，梅雨季节应注意防潮、防热。

（5）怕冻药品宜储存于0℃以上仓库，防止低温下冻结变质或冻裂容器。

部分常见易变质的药品见表2-12。

表2-12　常见易变质的药品

常见易变质现象	药品
易氧化	硫酸亚铁、叶酸
易水解	硝酸甘油、阿司匹林
易吸湿	胃蛋白酶、青霉素
易风化	可待因、咖啡因
易挥发	乙醇、酊剂
易升华	樟脑、薄荷脑
易融化	以果香酯、可可豆酯为基质的栓剂
易冻结	鱼肝油乳、氢氧化铝凝胶
易吸附	淀粉、药用炭

2.特殊管理药品的保管方法

特殊管理药品应当按照国家有关规定储存（详见模块三项目六）。

3.危险药品的保管方法

危险药品是指受光、热、空气、水或撞击等外界因素的影响，可能引起燃烧、爆炸的药品，或具有强腐蚀性、剧毒性的药品。危险药品的储存以防火、防爆、确保安全为关键，在保管期间，必须熟悉各种危险药品的特性，严格执

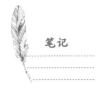

行《危险化学品安全管理条例》（国务院第591号令）中的各项规定，采取适当措施，预防险情的发生。

4.冷藏、冷冻药品的养护

（1）按照企业经营需要，合理划分冷库收货验收、储存包装材料、预冷装箱发货、待处理药品存放等区域，并设明显标示。验收、储存、拆零、包装、发货等作业活动，必须在冷库内完成。

（2）冷藏、冷冻药品的储存、运输设施设备配置温湿度自动监测系统，可实时采集、显示、记录、传送储存过程中的温湿度数据和运输过程中的温度数据，并具有远程及就地实时报警功能，可通过计算机读取和存储监测数据。

（3）储存冷藏、冷冻药品时应按药品的品种、批号分类码放，冷库内制冷机组出风口100cm范围内，以及高于冷风机出风口的位置，不得码放药品。储存的温度应符合药品说明书上规定的储存温度要求。

（4）冷藏药品应按GSP规定进行在库养护检查并记录。发现质量异常，应先行隔离，暂停发货，做好记录，及时送检验部门检验，并根据检验结果处理。

（5）养护记录应保存至超过冷藏药品有效期1年以备查，记录至少保留3年。

🌐 知识拓展

易受光线影响而变质的药品

（1）生物制品 肝素、核糖核酸、抑肽酶注射剂、泛癸利酮片等。

（2）维生素类 维生素C、维生素K、维生素B_1、维生素B_2、维生素B_6、维生素B_{12}片剂及注射剂，复方水溶性维生素（水乐维他）、赖氨酸、谷氨酸钠注射液等。

（3）平喘药 氨茶碱及茶碱制剂。

（4）抗休克药 多巴胺、肾上腺素、硝酸甘油、硝普钠、香丹注射液等。

（5）抗结核药 对氨基水杨酸钠、异烟肼片及注射剂、利福平片。

（6）肾上腺皮质激素 氢化可的松、醋酸可的松、地塞米松注射液。

（7）止血药 酚磺乙胺（止血敏）、卡巴克洛（安络血）注射液。

（8）镇痛药 哌替啶、复方氨基比林片剂及注射剂、布洛芬胶囊。

（9）利尿药 呋塞米（速尿）、布美他尼片剂及注射剂、氢氯噻嗪片、乙酰唑胺片、异山梨醇溶液。

（10）外用消毒防腐药 过氧化氢溶液（双氧水）、乳酸依沙吖啶溶液（利凡诺）、呋喃西林溶液、聚维酮碘溶液（碘伏）、磺胺嘧啶银乳膏。

（11）滴眼剂 普罗碘胺、水杨酸毒扁豆碱、毛果芸香碱、利巴韦林、硫酸阿托品、丁卡因、利福平。

5.近效期药品的养护管理

（1）近效期药品的概念

①药品有效期在一年以上并且距离失效期小于6个月的药品。

②有效期为一年以下（含一年）并且距有效期截止日期小于或等于二分之一有效期限的药品。

笔记

（2）近效期药品在库管理　近效期药品在失效期前6个月，计算机系统自动生成《近效期药品报表》自动预警提示，发送到业务部或填写《近效期药品催销表》，以催促销售。新修订的GSP明确要求，企业应当采用计算机系统对库存药品的有效期进行自动跟踪和控制，采取近效期预警及超过有效期自动锁定等措施，以防过期药品销售，危害人体健康。

表2-13　近效期药品示意卡片

品名	
规格	
数量	
有效期	
批号	
货位	

养护人员要严格按照《药品在库养护管理制度》对近效期药品进行养护检查，要把近效期药品堆放在最明显处，并且挂近效期药品标示牌（表2-13），按失效期先后次序分层存放。

近效期药品的储存，特别要控制好温度和湿度，应严格按照规定的储存条件进行保管以防止或减缓药品变质。要建立近效期药品月报制度和设置专用卡片（表2-14）。应严格按照"先产先出"（先生产的批号先出库）"近效期先出，近效期先用"的原则，调拨近效期药品加速运转，以免过期失效。到期的药品，根据《药品管理法》第四十九条的规定，作为劣药不得再使用。劣药等不合格药品的确认报告、报损、销毁应有完善的手续和记录。

表2-14　近效期药品示意表

有效期：　　年　　仓库：　　　　第　　页

品名	1月	2月	3月	4月	5月	6月	7月	8月	9月	10月	11月	12月
说明	1. 在有效期截止的月份栏打"√"。 2. 近效期药品均要填入该表。 3. 在有效期尚有1年时，每月开始填报催销报表。											

🌐 **知识拓展**

假药劣药的定义

1. 有下列情形之一的，为假药

（1）药品所含成分与国家药品标准规定的成分不符；

（2）以非药品冒充药品或者以他种药品冒充此种药品；

（3）变质的药品；

（4）药品所标明的适应证或者功能主治超出规定范围。

笔记

2.有下列情形之一的，为劣药

（1）药品成分的含量不符合国家药品标准；

（2）被污染的药品；

（3）未标明或者更改有效期的药品；

（4）未注明或者更改产品批号的药品；

（5）超过有效期的药品；

（6）擅自添加防腐剂、辅料的药品；

（7）其他不符合药品标准的药品。

同步测试

单项选择题

1.在药品养护过程中发现药品质量异常时，应暂时挂上（ ）。

A.绿色标识 B.红色标识

C.白色标识 D.黄色标识

2.对重点养护品种，多长时间检查一次？（ ）

A.每月 B.每2个月 C.每3个月

D.每4个月 E.每5个月

3.药品房内，自动监管系统对温湿度记录的要求应是（ ）。

A.每30分钟记录一次

B.每30分钟记录两次

C.每30分钟记录三次

D.隔日定时记录三次

E.隔日定时记录两次

4.根据新修订GSP的要求，在药品保管过程中仓库湿度应控制在（ ）。

A.45%～95% B.35%～75% C.25%～75%

D.35%～85% E.55%～65%

5.湿度过低可使药品发生以下变化？（ ）。

A.风化 B.湿化 C.潮解

D.发霉 E.生电

6.在药品批发仓库，一般药品距离规定的有效期几个月的为近效期药品要预警？（ ）

A.3 B.4 C.5 D.6

参考答案 1～5：DAABA 6：D

实训二　药品的在库养护

【实训目的】

1. 掌握药品仓库日常各项检查养护操作方法。
2. 熟悉药品仓库温湿度监测设备的读取，温湿度调控设备的日常检查和维护。

【实训场地】

模拟药品仓库。

【实训材料与器材】

一、实训材料

常温药品库和阴凉药品柜货架上摆放的各类医药商品、不合格剂型标本。打印的《药品移库报告单》《近效期药品催销表》《不合格药品报告表》，以及按照药品自编码排列的《在库药品质量检查记录》等。

二、实训器材

安装有医药商品购销存管理系统软件的电脑（每组一台）、药品仓库温湿度监测设备（模拟）、仓库空调、除湿机、加湿器、温湿度计等。

【实训内容】

一、仓库储存条件检查

1.仓库遮光与通风设施

遮光效果是否达标。百叶窗、通风机的使用状态检查：打开、关闭功能是否完好。

2.仓库密封状态检查

门窗等是否符合防尘、防虫、防鼠等要求，是否配备老鼠夹或粘鼠板。

3.储存设施检查

仓库货架或货台及药品摆放是否符合要求，分区和色标是否明显。

4.药品仓库模拟温湿度监测设备检查

温湿度感应探头（测点终）的安装数量和安装位置是否符合要求，主机和温湿度显示屏是否正常工作。

5.药品仓库温湿度调控设备检查

降温设备（空调）的开启和温度自动控制是否准确。停机温度与实测温度验证。

二、仓库药品摆放检查

1.移库检查

检查常温库内货架上的药品中是否有需要阴凉和冷藏储存的。发现需要转移阴凉储存的药品，填写《药品移库报告单》，发现需要冷藏储存的应填写《不合格药品报告表》。

2.摆放位置检查

检查货架上的药品是否按照各大分类储存，是否按照药品自编码顺序放，是否一货一位。

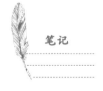

笔记

3.摆放状态检查

仓库零货药品是否按照横向竖立状态摆放，中文名称是否向外、向上，发现倒置或中文名称向内的应及时更正。

三、不合格药品检查

1.药品包装标示检查

检查药品包装标示是否出现破损、被污染、标示不清、标签脱落和标示不全等现象，发现后填写《不合格药品报告表》，并将该药品移入不合药品区。

2.药品外观质量检查

检查货架上药品各剂型外观状况，对照不合格剂型标本，发现变质剂型及时填写《不合格药品报告表》，并将该药品移入不合格药品区。

3.过期药品检查

检查在货架上药品包装标示出的有效期截止时间，发现过期药品及时填写《不合格药品报告表》，并将该药品移入不合格药品区。

登录医药商品销存管理系统终端的"GSP管理"模块，在"不合格药品管理"界面，点"不合格药品报损审批表"，进入界面，点"增加"，填写报表编号和报告日期，用条码枪扫描每种不合格药品的商品编码，出现该药品的全部信息，点"确定"后进入不合格药品报损审批界面，填写批号、生产日期、有效期、不合格数量等信息，填写完成后，点"保存申请审批"，将查出的全部不合格药品逐一登记。

四、药品质量检查和养护

每组同学根据分配的货架排号，每人负责几个货位，按照自编码顺序，对货架上每一种药品逐一进行质量检查，每检查一种，在药品质量检查记录上画"√"。

五、近效期药品催销

登录医药商品购销存管理系统终端，进入"库存管理"模块，点"库存药品查询"，设定查询有效期至当日一年后的前一天，点"查询"，记录每种药品自编码，根据自编码所显示的货位号找到这种药品，经核对后，填写《药品近效期催销表》。

六、建立药品养护记录和药品养护档案

1.建立药品养护记录

登录医药商品购销存管理系统的"GSP管理"模块，在储存与养护界面，点"库存药品养护记录"，进入养护记录界面，选择开始日期和结束日期，点"增加"，输入《药品质量养护记录》编号，点"药品"，出现药品选择界面，选择那些本组已经完成检查并且在纸质记录上画"√"的药品，点"确定"后形成养护记录，点保存，退出。

2.建立药品养护档案

选择"药品养护档案"进入界面，点"增加"，输入文档编号和日期，选择"药品编号"，进入"选择药品界面"，在库存药品中选择建立档案的品种（重点护品种）。填写建档的目的、储存要求、质量标准、检验项目、包装情况等。点"保存"即完成该药品养护档案的建立。

笔记

【训练任务】

实训分组：每组 4 人。每组负责一排货架药品的检查，4 人应有明确分工。检查过程应认真仔细。储存条件检查应做好记录，过程中严禁损坏药品。检查后要摆放规范整齐。

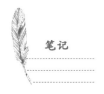

笔记

项目三

药品的出库与运输

学习目标

知识要求

- 掌握药品的出库和运输的工作流程、操作方法和注意事项。
- 熟悉药品的出库和运输要求。
- 了解特殊药品和危险药品的运输。

技能要求

- 熟练掌握各类药品出库配货和复核的操作。
- 熟练掌握相关表格的填制。

📹 扫一扫 **数字资源2-7 药品的出库与运输视频**

药品出库和运输活动是保证出库药品合格不可缺少的环节。由于库存药品种类繁多，性质各不相同，储存和运输时易受外界条件影响，因此加强药品的出库管理，严格按制度运输，是防止不合格药品进入市场的重要手段。

一、药品出库

（一）药品出库的基本原则

1.“四先出”原则

“四先出”即先产先出、先进先出、易变先出、近期先出。

（1）先产先出 指库存同一药品，对先生产的批号优先出库。药品出库采取“先产先出”，有利于库存药品不断更新，以确保其质量。

（2）先进先出 指同一药品的进货，按进库的先后顺序出库。医药商业部门进货频繁、渠道较多，同一品种不同厂牌的进货较为普遍，加之库存量大，堆垛分散，若不掌握“先进先出”就有可能将后进库的药品先发出，而先进库的药品留存在仓库，时间长了，存库较久的药品就易变质，因此，只有坚持“先进先出”，才能使不同厂牌的相同品种都能做到“先产先出”，经常保持库存药品的轮换。

（3）易变先出 指库存的同一药品，不宜久贮、易于变质的尽量先出库。有的药品虽然后入库，但由于受到阳光、湿气、气温、空气等外界因素的影

笔记

响，比先入库的药品易于变质。在这种情况下，药品出库时就不能机械地采用"先产先出"，而应根据药品的质量情况，将易霉、易坏、不宜久贮的尽量先出库。

（4）近期先出　指库存有"效期"的同一药品，对接近失效期的先行出库。对仓库来说，所谓"近失效期"，包括给这些药品留有调运、供应和使用的时间，使这些药品在失效之前能进入市场并投入使用。有些药品虽然离失效时间还比较久，但因遭到意外事故不宜久贮时，则应采取"易变先出"的办法尽量先调出，以免受到损失。

2.按批号发货

按批号发货是指按照生产批号集中发货，尽量减少同一品种在同一批发货中的批号数，以保证药品有可追踪性，便于药品的日后质量追踪。

（二）药品出库的管理要求与工作流程

1.出库的管理要求

（1）企业需建立完整的药品出库质量管理文件，并符合GSP及其附录管理要求。

（2）企业应按规定的程序和标准对药品进行配货、复核，核实销售，并建立相关记录。对药品出库中出现的不符合规定的情况，应当交给质量管理部门按照有关规定进行处理，必要时上报药品监督管理部门。

2.出库工作流程

药品出库工作流程为：核单→配货→复核→出货。药品出库和运输工作流程如图2-5所示。

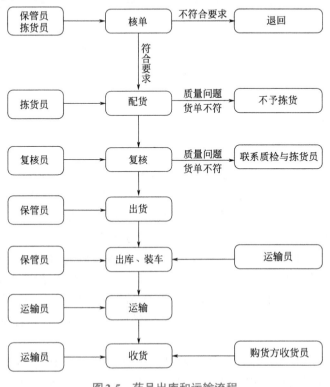

图2-5　药品出库和运输流程

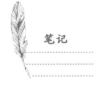

（三）药品出库的具体工作内容

1.核单

核单即审核配货单据，为下一步配货做准备。因有自行提货与配送两种方式，所以审核的单据也有不同。如遇抽检、取样等情况，需审核销毁处理单据或者抽检单据。

（1）审核自行到库提货凭证　主要适用于客户带业务部门开具的出库凭证自行到库提货的发货形式。主要的检查内容：客户信息是否相符；印鉴（调拨章、财务章）是否齐全；药品名称、货物编号、规格、批号、生产厂家、单位应发数量是否正确；开票日期是否符合要求，是否逾期。以上内容若有不符，有权拒绝发货。

（2）制单出库　审核出库信息，制作配货通知单，主要适用于仓库运输部门统一配送的发货形式。主要工作内容：确定配货责任人，储运部负责人根据药品销售发货单确定配货购货单位，并制作药品配货通知单（表2-15），确定配货责任人。配货单的信息应与销售单相符。

表2-15　×××医药有限公司配货单

购货单位：×××大药房　　　　日期：2019年10月11日　　　　编号：20191011014

品名	规格	生产厂家	批准文号	单位	数量	单价（元）	进价（元）	货位	批号	有效期至	备注
六味地黄丸	6g	江苏××厂	国药准字Z54020856	盒	200	17.00	15.00	B-102-34	180241	2020年2月	

2.配货

配货又称备货、拣货，是按出库凭证所列内容进行拣出药品的操作过程。根据配货单完成对其指定药品的配备，保证出库药品的信息与销售记录相符，对所备货的药品质量进行初检。如遇抽检、取样等情况，依据销毁处理单据或者抽检单据核对信息并完成配货流程。

（1）配货方式

① 以出库单为单位，每张出库单配货一次。这种操作方法简单，是传统的配货方式，适用于大数量订单的配货处理。

② 将多张出库单集中统计，以某一个品种药品为单位，一次性拣出多张出库单所需的某一药品总和，在装箱时，按照每家单位需要的数量再进行二次分配。此种方法的优点是分配装箱差错的发生率低，缩短拣选药品时所行走的距离。

（2）配货步骤　步骤分为定位药品→核对信息→初检药品质量→移交复核→清场。

① 定位药品　配货员根据药品配货单的信息，到达药品储存区，定位需要配货的药品。

笔记

② 核对信息 配货员核对药品与配货单的信息，主要核对内容包括日期、购货单位、药品名称、单位、数量、规格、生产企业、有效期、产品批号、件数、批准文号、开票人、货位。如有不符，不能进行配货。如需修改单据信息，需通知销售部门。

③ 初检药品质量 检查所拣药品的外包装、效期等内容。其中外包装是否完好，有无污染，外包装是否干燥；药品是否在有效期内。若发现不合格药品应记录，并联系相关部门进行处理。

④ 移交复核 配货完成后，配货人员在配货单上签字。将符合备货条件的药品与药品配货单一并交由复核员进行药品出库复核。冷链药品配货、发货等操作需在冷库中完成，并需在配货单上注明储存条件。移交复核前，要检查复核储存区域的温湿度是否符合要求，如若不符合要求，应先将符合区域温湿度调整至符合冷链药品的储存要求，再将待复核冷链药品放置复核储存区内移交复核。

⑤ 清场 清理零货拣选工作区域，并记录配货情况。

3. 复核

复核即按发货单据对药品实物进行质量检查和数量、项目的核对。复核过程中若发现药品存在质量问题，立即停止发货，并通知相关部门处理。

（1）核对单据与实物药品信息 依据药品配货单和实物，进行出库药品信息复核；或者直接依据打印的配货单信息复核药品。复核内容包括：单位、品名、剂型、规格、数量、批号、生产日期、有效期、生产厂商等。若信息不符，通知配货人员处理。

（2）复核药品 主要检查药品包装内是否有异常响动、包装是否完好、标识是否清晰、标识内容是否与实物相符。药品复核内容应依据《中华人民共和国药典》《国家食品药品监督管理局国家药品标准》以及合同规定的质量条款进行，药典未收载的品种可按各省、自治区、直辖市所制定的标准执行，严格执行《药品管理法》《药品经营质量管理规范》及相关法律法规。若发现药品不合格，即定为问题药品，应立即停止发货，并报告质检部门处理。复核中如发现问题应停止发货或配送，放置暂停销售的黄牌，同时填写"药品质量复检通知单"（表2-16）报质量管理员确认，如确认为不合格药品，填写"药品停售通知单"（表2-17），将药品转入不合格品区。

表2-16 药品质量复检通知单

编号：

药品通用名称		剂型		规格	
生产厂家		产品批号			
有效期至		数量		货位	
购进日期		供货单位			
复查原因： 请检人员（签名）： 年 月 日					
质量复查结论： 质量管理部门： 年 月 日					

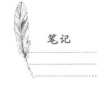

表2-17 ×××医药有限公司药品停售通知单

编号：

药品通用名称		剂型	
药品商品名称		生产厂家	
批号		有效期至	
停售原因		经手人	
质量管理员意见：			

质量管理人（签名）：　　　　年　月　日

特殊管理药品的出库应当按照有关规定进行复核。麻醉药品、精神药品、医疗用毒性药品应建立双人核对、双人签字制度。

（3）核销　采集出库药品包装上的药监码，并将数据上传至中国药品电子监管网。

（4）记录　完成药品出库应做好药品出库复核记录并签名，以保证出库药品的质量和快速、准确地进行质量跟踪。

⊚ 课堂活动

某医药公司正在复核一批药品，其中一个批号为药监部门通知暂停使用的品种。如果你是复核员，请说出你的处理方法。

4. 出货

出货操作包括药品包装→打印随货同行单→清场。对于部分符合合箱要求的药品进行合箱包装处理。

（1）药品包装的注意事项

① 出库药品的包装必须完好，若包装破损或污染应及时调换。

② 包装箱内需清洁干燥。

③ 每件包装的体积与重量需标准化，便于后期运输与卸货。

④ 包装的标签需注明药品的品名规格、储存条件、生产日期、批号、生产企业等必要信息，并注明收货单位。如有必要应在包装表面粘贴"小心轻放""不要倒置""防潮""防热"等标识。

⑤ 合箱药品的包装上应当有合箱标志。

⑥ 危险品必须按不同性质分开包装，特别是性质混合后能引起燃烧、爆炸的，应单独包装，并在外包装上注明或贴上危险品标识，以引起运输时的注意。

⑦ 特殊管理药品应分别包装，并在外包装上注上明显标识。

合箱包装即将不同批号的同一药品合装为一箱，合箱外应标明全部批号（只限两个批号）。合箱发货是指发货时将不同零货（指拆除了用于运输、储藏包装的药品）或拆零药品（为了销售，以最小包装进行拆分的药品）集中拼装至同一包装箱内，并对合箱药品明确标识，如装箱单或出库单。拆零品种复核后，复核员对所复核的药品进行确认后系统自动提示合箱情况，录入合箱件数和合

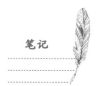

笔记

袋个数，打印出合箱明细单，贴于装有药品的袋或箱外的明显位置。

合箱原则：①药品与非药品、特殊药品与普通药品、冷藏冷冻药品与其他药品、液体药品与固体药品不能合箱；②若为多个品种，应尽量分剂型进行拼箱；③若为多个剂型，应尽量按剂型的物理状态进行合箱；④尽量将同一品种的不同批号或不同规格的药品拼装于同一箱内；⑤易串味药品，尽量单独装箱，若需拼箱应采取密封措施。

合箱注意事项：①合箱药品包装完好无损，贴有合箱标签，合箱外面不得出现其他字迹和标识。使用其他药品包装箱为拆零药品的代用箱时，应将代用箱原标签内容覆盖或涂改。代用包装是指专用的包装纸箱或重复使用的其他包装纸箱。当重复使用其他包装纸箱作为代用包装箱时，应当加贴明显的药品合箱标志，以防止代用包装原标志内容引起误导和误判。②拆零药品应逐批号核对无误后，由复核等相关人员进行合箱加封，并填写"拆零合箱记录表"，也称装箱清单，放置在合箱内。③合箱药品可以存放在待发区，并积极组织车辆运给客户。因为待发区没有合格品库的条件好，及时运输才能保证药品质量不受温湿度、时间、日光等的影响。④冷藏、冷冻药品的封箱、装箱、装车等作业，应当由专人负责，并在冷藏环境下完成。

（2）打印随货同行单　指随着货物一起的销售单据及相关的证明性文件（如注册证、通关单、检验报告等）。药品出库时，由供货单位开具两份加盖企业药品出库专用章原印章的随货同行单（图2-6）。随货同行单应包含以下信息：供货单位、生产厂商、药品通用名称、剂型、规格、批号、数量、收货单位、收货地址、发货日期等内容，并加盖供货单位药品出库专用章原印章，同时标明运输企业名称。

（3）清场　清理工作区域，并记录出货情况。

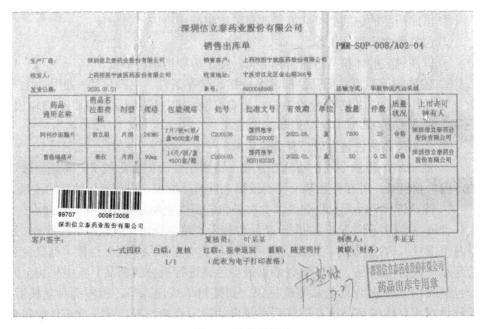

图2-6　随货同行单

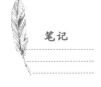

二、药品运输

（一）药品运输的基本要求与工作流程

1.基本要求

（1）企业建立的药品运输管理文件应符合 GSP 及其附录管理要求。

（2）药品运输要严格按规章制度进行，目的是确保药品在运输过程中质量稳定。

2. 运输工作流程

药品运输工作流程为：出库交接→装车→运输→交货。

（二）药品运输具体工作内容

1.出库交接

（1）单据交接　保管员与运输员依据配送单认真交接各种单据，包括发票、同批号检验报告、随货同行单、进口药品注册证、医药产品注册证等。

（2）实物交接　运输员应仔细核对药品品名、规格，清点数量，查看包装是否完好、封箱是否牢固，有无异常。严禁包装有破损或包装未封口的货物出库。运输员经查无误，确保单、货相符后，在配送单上签章确认。

2.装车

（1）药品装卸时，禁止在阳光下停留时间过长或下雨时无遮盖放置。

（2）应严格按照外包装标识的图案和文字要求规范作业，搬运、装卸药品要轻拿轻放，保证药品的安全。

（3）仔细检查药品外包装，不得倒置，特别是液体类的药品必须直立正放。

（4）药品装卸时应当重品在下、轻品在上，装车后堆码整齐、捆扎牢固，摆放整齐、宽松，避免挤压，防止撞击、倾倒。

（5）冷藏冷冻药品的装车等各项作业应当由专人负责。车载冷藏箱或者保温箱在使用前应当达到相应的温度要求，装车前应当检查冷藏车辆的启动、运行状态，达到规定温度后方可装车。

（6）冷藏车厢内，药品与厢内前板要保持不小于 10cm 的通风距离，与后板侧板、底板应当保持不小于 5cm 的导流距离，药品码放高度不得超过制冷机组出风口下沿，并在车厢内画出装载限制线，以免影响气流正常循环和温度均匀分布。

（7）使用冷藏箱保温箱运送冷藏药品的，应当按照经过验证的标准操作规程进行药品包装和装箱的操作。装箱前将冷藏箱、保温箱预热或预冷至符合药品包装标示要求的温度范围内；按照验证确定的条件，在保温箱内合理放置与温度控制及运输时限相适应的、相应数量的蓄冷剂；运输过程中，药品不得直接接触冰袋冰排等蓄冷剂，防止对药品质量造成影响。

3. 运输

运输员应当按照质量管理制度的要求，严格执行运输操作规程，并采取有效措施保证运输过程中的药品质量与安全。

（1）已装车的药品应当及时发运并尽快送达，避免出现不合理的停留。

笔记

（2）运输药品过程中，运载工具应当保持密闭，应针对运送药品的包装条件及道路状况谨慎驾驶，避免车辆颠簸，防止药品破损。

（3）应根据药品的储存温度要求，在运输过程中采取必要的调温措施，一般情况保持温度在 10～30℃，有需阴凉处储存的药品保持温度在 20℃以下。

🔍 案例分析

案例 1：某医药公司准备向某医院发送一批药品，其中有拆零药品双黄连口服液和流感全病毒灭活疫苗，两种药品的数量正好可以装入同一包装箱内。

请问能否经过适当包装将这两种药品装入同箱内？为什么？

案例 2：某医药公司准备同时向甲药店、乙医院发送药品，向甲药店发货通窍鼻炎片，向乙医院发货结晶胰岛素和重组人干扰素注射液。

请问应如何设计送货的行车计划？为什么？

◎ 课堂活动

供货方计划为某医院配送 10 盒结晶胰岛素，因发货地距离医院只有 40min 车程，供货方发货时用泡沫保温箱将其包装，随其他药品一起发运至医院。你作为发货员该如何做？

4. 交货

药品送到收货地点后，运输员向购货单位收货员交接药品及单据，同时检查药品外包装是否有异样变化。如无问题，购货单位收货员在药品配送回执单上签字，运输员返回储运部交保管员存档。如发现药品包装出现破损、封口、封条损坏、包装内有异常响动或者液体渗漏等情况，及时与供货方储运部联系，查清事实，写清经过，双方签字。

👥 同步测试

单项选择题

1. 药品出库的正确顺序是（　　　）。

A. 拣货→运输→拼箱　　　　　　　　B. 拣货→复核→拼箱

C. 复核→拣货→扫码上传　　　　　　D. 复核→扫码上传→拣货

2. 下列不需停止配货的情况是（　　　）。

A. 包装出现破损　　　　　　　　　　B. 包装内有异常响动

C. 包装封条损坏　　　　　　　　　　D. 近效期药品

3. 下列拼箱，符合要求的是（　　　）。

A. 药品与非药品　　　　　　　　　　B. 不同批号的同一药品

C. 特殊药品与普通药品　　　　　　　D. 液体药品与固体药品

4. 冷藏车内药品摆放不合格的是（　　　）。

A. 药品与厢内前板距离不小于 10cm 的通风距离

B. 药品与厢内后板应当保持不小于 5cm 的导流距离

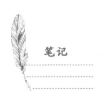
笔记

C. 药品码放高度不得超过制冷机组出风口上沿

D. 药品与厢内底板应当保持不小于 5cm 的导流距离

5. 下列冷链运输原则中，不正确的是（　　　）。

A. 尽量在夜间运输

B. 尽量采用最快速的运输方式

C. 尽量采用直达客户的运输方式

D. 尽量避免夏季高温时节运输

6. 应实行双人复核制度的药品是（　　　）。

A. 注射剂　　　　　　　　　　　B. 外用药品

C. 进口药品　　　　　　　　　　D. 麻醉药品

7. 药品出库和运输工作中，由下列哪位工作人审核出库凭证？（　　　）

A. 采购员　　　　　　　　　　　B. 财务员

C. 保管员　　　　　　　　　　　D. 养护员

8. 药品配货的正确顺序是（　　　）。

A. 定位药品→移交复核→问题处理

B. 定位药品→核对信息→初检药品质量

C. 初检药品质量→移交复核→定位药品

D. 问题处理→扫码上传→核对信息

9. 复核中发现问题应停止发货或配送，复核员应在系统中确认执行锁定该品种，或放置暂停销售的黄牌，同时填写下列哪种单据？（　　　）

A. 药品停售通知单　　　　　　　B. 药品运输单

C. 药品质量复检通知单　　　　　D. 药品复核单

10. 原印章是指企业在购销活动中，为证明企业身份在相关文件或者凭证上加盖企业公章、发票专用章、质量管理专用章的（　　　）。

A. 原始印记　　　　　　　　　　B. 印刷印记

C. 复印印记　　　　　　　　　　D. 影印印记

参考答案　1～5：BDBCA　6～10：DCBCA

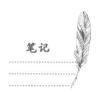

笔记

实训三　药品的出库验发

【实训目的】

1. 熟悉药品出库的原则与各种出库单据的管理和使用；掌握药品出库作业的正常流程。

2. 能正确处理药品出库过程的相关问题，培养和提高学生出库作业的实际动手能力。

【实训场所】

模拟药房仓库。

【实训材料】

1. 每组配有出库复核台及计算机（已安装医药商品购销存管理系统）、打印机、打印纸、条码枪等。

2. 各类医药商品包装盒若干、打包带若干、打包机1台。

3. 每组配有药品专用周转箱1个、手推车1辆、胶带1卷、剪刀1把。

4. 纸质表单：批号检验报告、送货通知单、货物异常报告单。

【实训内容】

一、制单

用投影显示客户要货申请：A客户申请购进牛黄解毒片等各类散货医药商品25种（部分名称使用商品名、部分使用曾用名，每种药品数量5~20盒不等），要求明日送货上门，货款月底结算；B客户预购阿莫西林胶囊等整件药品6种（部分名称使用商品名、部分名称使用曾用名，每种药品1~3件，每件40盒）。

每组同学根据投影显示的要货申请，登录医药商品购销存管理系统在"批发管理"模块操作，为每个客户制作一份配货通知单，并打印。

二、核单并配货

分组进行，一组负责A客户的配货任务，另一组负责B客户的配货任务。配货同学持配货单、铅笔、手推车，按照单据在仓库内配货并计数。配货完成后，将装药品的手推车推到本组的复核台边，将药品摆放到复核台上。

三、复核

复核时两组相互交换（为A客户配货的小组，负责为B客户的货物复核），复核必须在专用复核台上进行。复核完成后，在配货通知单上签署意见，并签名。进入购销存管理系统"批发管理"模块的销售出库界面，用条码枪扫描每盒完成复核的药品，输入批号、数量，选择出库意见，完成出库复核记录。为允许出库的医药商品打印"随货同行单"，一式两份。

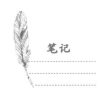
笔记

四、合箱与包装

负责为 A 客户配货的小组，要进行合箱操作，将散货药品按装箱要求装到专用周转箱内，并将其中一份随货同行单和随批检验报告一起装箱，用胶带封箱后，再贴上送货通知单，然后将周转箱放到待发货区。

负责为 B 客户配货的小组，检查整件包装，复核后需要重新包装，粘贴送货通知单，将一份随货同行单和随批检验报告一起封装到专用袋内，与药品一起放置在待发货区。

【实训过程】

每组 4 人，配货时注意不要损坏药品，注意保持货架整齐。制单、配货、复核和装箱过程要有条不紊，配货后每个小组要负责整理药品货架。实训评分表见表 2-18。

表2-18 实训评分表

考核项目	考核要求	评分标准	得分
1.制单	名称、规格、厂家、数量准确	错一项扣5分，总分20分	
2.审核配货单	审核到位，准备充足	准备不足扣2分，总分10分	
3.拣出和计量	配货数量正确，名称、规格、厂家正确；遵从配货原则；签字正确	每项错误扣5分，总分10分	
4.出库复核	复核正确，及时发现不合格品，系统操作正确，形成复核记录单，能正确打印出库单	每项错误，扣5分，总分20分	
5.合箱封装	正确选用代用包装箱；装箱正确；不少装药品和文件；正确使用工具	每项错误扣5分，总分20分	
6.放置待发货区	包装完整，送货通知准确，粘贴牢固	每项错误扣2分，总分10分	
7.工作素质	无药品落地或损坏情况，现场整齐	落地一盒药品扣2分；损坏一盒药品扣5分；现场混乱扣10分，总分10分	

笔记

模块三

各类医药商品的储存养护

扫一扫

常用原料药的储存养护

知识要求

• 掌握各种原料药和中药提取物的常见质量变异现象。

• 了解引起原料药和中药提取物变质的因素。

技能要求

• 熟练对各类原料药和中药提取物进行正确的储存操作。

• 熟练对各类原料药和中药提取物进行正确的养护操作。

扫一扫　数字资源3-1　常用原料药的储存养护视频

　　由于药品种类繁多、产地各异、剂型多样、性质复杂，并且易受外界条件影响，因此药品储存养护工作是保证药品质量合格的重要环节。本项目主要介绍常用原料药的储存与养护相关知识。

一、原料药常见的质量变异和影响因素

　　原料药是生产药物制剂的原料，通常是一种物质或几种物质的混合物。一般可分为化学原料药、中药提取物和生化原料药。化学原料药和中药提取物在不同的制剂中以不同的剂型出现，在疾病的预防、诊断、治疗中起到不可替代的作用。生化原料药通常是从动物组织或机体器官中分离、纯化、精制而成的用来治疗和诊断疾病的基本物质，主要有氨基酸、肽、辅酶、脂质、蛋白质和酶、核酸及其衍生物等。生化原料药用于生产生化药制剂。

（一）原料药常见变质现象

　　化学原料药、中药提取物和生化原料药在储存保管过程中，受外界因素影响发生质量变异情况，通常包括物理变化、化学变化等。化学变化主要是原料药与环境中的氧气、二氧化碳、水等物质或受到光线照射等而产生的化学反应，从而导致药品变质；物理变化主要是指受到环境因素影响，原料药的物理性质发生变化，包括吸潮、挥发、风化、升华、凝固等。

1. 化学变化

（1）水解　是指常用原料药与水发生的化学反应。结构中含有酯、酰胺、

笔记

067

酰脲、酰肼、醚、苷键时，易发生水解反应。如硝酸甘油、阿司匹林等，一般都易水解而导致药品分解、失效；苷类结构一般均较易水解，水解后常形成糖和苷元两部分，效价明显降低，如洋地黄苷、毒毛花苷 K 等；具有内酯结构的成分也容易发生水解，如穿心莲内酯、葡醛内酯等在碱性溶液中容易水解开环，而使药物失效或减效。

（2）氧化　是指原料药中具有还原性的结构易发生氧化反应，特别是长期暴露在空气中易发生自动氧化反应而失效。酚类或含有酚羟基的成分如大黄酚、肾上腺素等均易被氧化生成有色的醌类化合物而变质；含巯基的药物如卡托普利等，易被氧化生成二硫化物而分解失效；含有不饱和脂肪链的成分，易氧化酸败，产生含有醛和羧酸等物质的混合物，并有异味、异臭。维生素 A 和维生素 D 结构中均含有共轭双键，其在光、氧、金属离子等的影响下容易氧化失效；芳胺类药物如对氨基水杨酸钠等原料药亦容易被氧化。

（3）光化学反应　是指原料药在光线照射下，尤其是受紫外线照射时，分子结构内部发生重排，造成其结构发生改变。如二氢吡啶类药物中的尼莫地平等具有对光不稳定的结构；乙醚在光照下，易生成过氧化物、醛等杂质。

（4）消旋　原料药分子结构中的手性碳具有旋光性，多数左旋体药物的药理作用大于右旋体。但是，这两种异构体极易互变，混合后失去旋光性，称为外消旋。例如麦角及颠茄的浸出制剂、肾上腺素、莨菪碱等的溶液等久贮后都可因发生外消旋反应而导致药效下降。

（5）霉变　原料药储存过程中感染霉菌孢子后，在适宜的温度和湿度条件下，会萌发形成霉菌菌丝，即产生霉变现象。中药流浸膏、生物蛋白和酶类原料药如淀粉酶、胃蛋白酶等在密封不严的条件下极容易发霉变质。

2.物理变化

（1）吸湿或稀释　原料药自外界吸附水分的性质称为吸湿性。固体原料药和中药浸膏粉吸湿后，可以引起结块，如蛋白银、甘草浸膏；液体原料药吸湿后会被稀释，如乳酸、甘油等。

（2）风化　含结晶水的原料药易失去结晶水，变成白色不透明的晶体或粉末，称为风化。硫酸阿托品、葡萄糖等原料药风化后，因失去结晶水，使其分子质量改变，可造成制剂过程投料计量不准，影响使用时剂量的准确性。

（3）挥发　易挥发的液态药物变成气态扩散到空气中的现象，称为挥发。具有挥发性的原料药如挥发油、乙醇等，如包装密封不严，或储存温度过高会出现挥发现象。

（4）升华　固态原料药不经液态直接变成气态的现象，称为升华。碘、薄荷脑等都具有升华性。升华的快慢与外界温度高低密切相关，气温高升华就快，冬季气温低则慢。

（5）熔化　固态物质受热变成液体的现象。如可可豆脂、乌桕脂等基质生产的栓剂在高温条件下会发生熔化而流油变形。

（6）冻结　是指一些液体原料药遇冷凝结成固体的现象。液体原料药会因凝结致体积膨胀而导致玻璃容器破裂。

（7）吸附（串味）　某些固体原料药由于比表面积大，有吸附作用，使其自

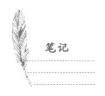
笔记

身吸附其他成分的气味。

（二）影响原料药质量的因素

根据原料药常见变质现象分析主要影响原料药质量的因素，主要因素有温度、湿度、空气、光照和储存时间。

（1）温度　温度是导致各类化学原料药和中药提取物发生变化的主要因素之一。温度升高促进分解变质、挥发减量和剂型破坏。冷冻储存的原料药如克拉维酸钾（应储存在 −20℃以下）当温度升高，极易引起药粉出现湿润而发生结块，甚至结构发生变化等。

（2）湿度　湿度也是引起化学原料药和中药提取物发生变化的重要因素之一。存储环境空气湿度较高时，易造原料药吸湿、潮解而结块；多数原料药和提取物因为吸湿而造成计量不准，湿度过高还会造成一些成分出现发霉变质；储存湿度过低会造成某些药物风化。GSP 规定库房的相对湿度在 35%～75%，以充分保证化学原料药和中药提取物的质量。

（3）空气　空气中的氧气是强氧化剂，可使多种药物成分被氧化而失效，某些酚羟基类、含巯基类、吩噻嗪类、芳香胺类、吡唑酮类成分等在被氧气氧化后会变色；植物油脂和挥发油被氧气氧化后会出现酸败而产生特殊气味。

（4）光照　由于原料药中浓缩了各种药物成分，光照可促进某些成分的分解或转化，引起原料药和提取物的光化学反应。

（5）储存时间　储存时间长短是决定药物是否变质的重要原因。化学原料药和中药提取物中的许多药物成分，在存储过程中受环境各因素影响，其结构都会发生一定变化，只是有些变化较慢；但在长期储存中，这种变化是显而易见的。

🌐 知识拓展

药品稳定性及稳定性试验

药品的稳定性是指在规定的条件下保持其有效性和安全性的能力。所谓规定的条件是指在规定的有效期内，以及生产、储存、运输和使用的条件。影响药物发生质量变化的因素主要是通过药物稳定性试验来考察的，药物稳定性试验包括长期稳定性试验和加速稳定性试验。

长期稳定性试验是指在一定的环境条件下（接近实际条件）将药物留样，并定期进行检验。其目的是确认适当的储存条件，为制定产品有效期或复验期提供依据。

加速稳定性试验是指通过使用超常规的储存条件来加速药物化学反应或物理变化，进而评估在运输期间短期的储存条件与标签上规定的条件不符时，可能对药物质量造成的影响。加速稳定性试验是对长期稳定性研究数据的补充。

二、常用原料药的储存养护

化学原料药、生化原料药均用于生产合格的药物制剂，做好这类原料药的

笔记

保管养护工作是保证其制剂质量的重要措施。中药提取物主要是动植物的提取产物，因此其储存养护与其他两种原料药略有区别。

（一）常用化学和生化原料药的储存养护

各种化学和生化原料药一般应密闭保存，包装应清洁、完好无损，密封，杜绝细菌等异物的污染。还要针对外界因素如光线、湿度、温度、空气、霉菌等的影响，结合原料药的不同特性有针对性地进行分类储存养护（表3-1）。

表3-1　部分常见原料药的储存要求

名称	类别	储存要求	仓库类型
甘油	润滑性泻药	密封，在干燥处保存	常温库
叶酸	维生素类药	遮光，密封保存	常温库
对乙酰氨基酚	解热镇痛、非甾体抗炎药	密封保存	常温库
吲达帕胺	抗高血压药	遮光，密封保存	常温库
罗红霉素	大环内酯类抗生素	密封，在干燥处保存	常温库
维生素C	维生素类药	遮光，密封保存	常温库
维生素E	维生素类药	遮光，密封保存	常温库
醋酸地塞米松	肾上腺皮质激素类药	遮光，密封保存	常温库
头孢拉定	头孢菌素类抗生素	遮光、充氮密封，在低于10℃处保存	冷藏库
头孢哌酮钠	头孢菌素类抗生素	密封，冷处保存	冷藏库
前列地尔	前列腺素药	密封，冷处保存	冷藏库
奥美拉唑	质子泵抑制剂	遮光，密封，在干燥冷处保存	冷藏库
乌司他丁	蛋白酶抑制剂	严封，在-20℃以下保存	冷冻库
克拉维酸钾	β-内酰胺酶抑制药	严封，在-20℃以下干燥处保存	冷冻库
重组人胰岛素	降血糖药	遮光，密闭，在-15℃以下保存	冷冻库
头孢地尼	头孢菌素类抗生素	遮光，密封，在阴凉处保存	阴凉库
头孢氨苄	头孢菌素类抗生素	遮光，密封，在凉暗处保存	阴凉库
多烯酸乙酯	降血脂药	遮光，减压严封，在阴凉处保存	阴凉库
肾上腺素	肾上腺素受体激动药	遮光，密封，在阴凉处保存	阴凉库

（1）防潮　对于易受潮、吸潮而发生变化，导致分解变质的原料药，例如碳酸氢钠、甘油、乳酸、氯化钙等应注意严格密封。

（2）避光　许多原料药需要避光，对于遇光易变质的原料药，应将其置于避光容器内，并密闭储存于凉暗处。

（3）防风化　对于含有结晶水、易风化导致物理变化的原料药如咖啡因、硫酸镁等，储存于阴凉库，密封包装。

（4）防挥发　对于易挥发的原料药，温度升高将会加速其挥发而减量。因此，这类药品应密封于凉处保存。

（5）防氧化　有些原料药长时间暴露在空气中容易被氧气氧化，温度升高也会加速氧化。此类原料药应注意严格密封。

（6）防串味　易串味的原料药应和其他原料药分库存放，尤其要与吸附力强的原料药分开储存，尽量避免同柜、混合堆放、近旁储存，防止串味。

笔记

（7）防虫蛀和霉腐　大部分生化原料药含有较多的蛋白质或多肽，易受温度、水分、光线、微生物等影响，而出现生虫、腐败、霉变、有效成分破坏、异臭等变质现象。故这类药品的储存和养护必须注意密封，并应置于凉暗处保存。

（8）防火防爆　对于易燃易爆的危险品原料药，应严格按照有关部门的规定和制度进行保管养护。库内使用防爆冷光源，杜绝明火和摩擦；库房安装专用防盗门；实行双人双锁管理，配备相应的防火设施、监控设施和报警装置，报警装置应当与公安机关报警系统联网。

（9）特殊管理原料药的储存养护　一类精神药品、医疗用毒性药品原料药必须设置专用仓库（柜），库房安装专用防盗门，实行双人双锁管理；配备相应的防火设施、监控设施和报警装置，报警装置应当与公安机关报警系统联网。另实行"五专管理"，即专人负责、专用账册、专用处方、专柜加锁、专用登记。放射性原料药应存放在专用的放射性药品库。

（二）常用中药提取物的储存养护

中药提取物种类繁多且某些化学成分含量较高，受温度、光照等因素影响明显，因此在储存保管中常根据中药提取物的形态分类储存。《中国药典》对一些中药提取物的储存条件做出了具体规定（表3-2）。

表3-2　部分常用中药提取物的储存要求

名称	储存要求	仓库类型
甘草流浸膏、远志流浸膏、刺五加浸膏、益母草流浸膏、肿节风浸膏、积雪草总苷、大黄流浸膏	密封	常温库
黄藤素	密闭	常温库
银杏叶提取物	遮光，密封	常温库
环维黄杨星D、岩白菜素、穿心莲内酯、灯盏花素	遮光，密闭	常温库
连翘提取物、北豆根提取物、大黄浸膏、三七总皂苷	密封，置干燥处	常温库
人参总皂苷、人参茎叶总皂苷、水牛角浓缩粉	密封，置干燥处	常温库
薄荷脑、颠茄浸膏、颠茄流浸膏、当归流浸膏	密封，置阴凉处	常温库
黄芩提取物、茵陈提取物、甘草浸膏、山楂叶提取物	密封，置阴凉处	阴凉库
姜流浸膏、丁香罗勒油、茶油、八角茴香油、广藿	密封，置阴凉干燥处	阴凉库
香油、肉桂油、牡荆油、松节油、莪术油、桉油、麻油、蓖麻油、满山红油、薄荷素油	遮光，密闭，置阴凉处	阴凉库
香果脂	遮光，密闭，置阴凉处	阴凉库

（1）流浸膏和浸膏的储存养护　流浸膏剂通常每1mL相当于饮片1g；浸膏剂分为稠膏和干膏两种，每1g相当于饮片或天然药物2～5g。流浸膏和浸膏

笔记

类提取物比较浓稠，易出现发霉变质，易吸水被稀释，有些成分遇光易分解。故流浸膏剂应置遮光容器内密封，置阴凉处储存；浸膏剂应置遮光容器内密封，置阴凉或常温处储存。

（2）固体粉末状中药提取物的储存养护　此类提取物通常极易吸潮结块。有些成分暴露在空气中容易自动氧化、分解变质；光照和较高温度都容易加速分解和氧化，因此粉末状中药提取物通常需要遮光、密封，置阴凉干燥处保存。

（3）植物油脂（含挥发油）提取物的储存养护　此类提取物易被氧化，出现酸败，产生异臭；环境温度较高时酸败加剧，同时造成挥发油挥发减量；温度较低时，会出现结晶或析出沉淀。故植物油脂（含挥发油）提取物通常需要密封、遮光，在阴凉条件下储存。

（4）固态晶体中药提取物的储存养护　此类提取物通常为一些植物成分单体或某一类成分混合物，这类提取物有的遇光或热渐变色，有的容易升华，有的有强烈的刺激气味，有些晶体在湿度较低的环境下容易失水风化，遇到氧气又容易分解。基于以上原因，固态结晶类植物提取物通常要遮光、密封或密闭，有些需要放置在阴凉干燥处保存。

由于中药提取物对储存环境要求较为严格，因此应随用随开，打开后一次用完。保质期通常为 24 个月，必须在保质期内使用。

（三）原料药的重点养护

1.药品重点养护的概念和要求

（1）药品重点养护的概念　药品重点养护是指对那些在规定的储存条件下仍容易发生变质的药品，在储存过程中，需要加强日常检查和存储环境条件的控制。被确定为重点养护的药品称为重点养护品种。

（2）GSP 对药品重点养护的要求　根据 GSP 要求，养护人员应重点养护有特殊储存条件要求的品种、有效期较短的品种和容易发生质量变异的品种。在企业的养护制度中通常把以下品种列为重点养护对象：近效期药品、有效期较短的药品、质量不稳定的药品、近期出现过质量问题的药品、特殊管理的药品、药监部门重点监控的品种，以及有温湿度、避光等特殊储存条件要求的品种等。

2.重点养护的化学原料药和中药提取物

养护人员在每季度的库存药品养护中应确定以下化学原料药和中药提取物作为重点养护品种。

（1）本月出现的近效期化学原料药和中药提取物品种。

（2）一些质量不稳定的化学原料药，如需要采取严格密封、需要冷藏等特殊的储存措施。

（3）有效期在 18 个月以内的化学原料药和中药提取物品种作为重点养护品种。

（4）已经打开包装的化学原料药和中药提取物，因原密封状态被破坏，这些原料药易发生氧化或吸湿水解等变化，因此对此类化学原料药和中药提取物要进行重点养护。

3.对重点养护品种建立养护档案

企业养护人员应结合仓储管理的实际，本着"以保证药品质量为前提，以

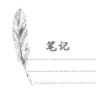

笔记

服务业务经营需要为目标"的原则，针对重点养护品种建立药品养护档案（表3-3）。即在一定的经营周期内，对药品储存质量的稳定性进行连续观察与监控，总结养护经验，改进方法，积累技术资料的管理手段。

表3-3 药品养护档案

药品名称		规格		剂型			
外文名称		批准文号		有效期			
生产企业				GMP 认证			
地址							
用途			检查养护项目				
质量标准							
性状			包装情况				
储藏要求							
质量问题摘要	时间	生产批号	质量问题	处理措施	养护员	备注	

案例分析

某化学药制剂企业在生产安乃近片投料时，发现装有安乃近原料药的纸板桶盖已经松动，取出样品观察，看到原来白色并略带微黄色的安乃近结晶性粉末，现在黄色明显加深，但还是属于小晶体状，这样的原料药还可以继续投料使用吗？

同步测试

单项选择题

1. 以下不属于药品变质现象的是（　　）。
   A. 变色　　　　　　　　　　　B. 潮解
   C. 超过有效期　　　　　　　　D. 冻结

2. 原料药具有被吸附药品气味的现象称为（　　）。
   A. 吸潮　　　　　　　　　　　B. 串味
   C. 酸败　　　　　　　　　　　D. 挥发

3. 液体原料药发生引湿现象，将会使药品本身首先发生（　　）。
   A. 稀释　　　　　　　　　　　B. 潮解
   C. 变色　　　　　　　　　　　D. 挥发

4. 不容易被氧化的原料药是（　　）。
   A. 肾上腺素　　　　　　　　　B. 左旋多巴
   C. 水杨酸钠　　　　　　　　　D. 明矾

5. 二氧化碳对原料药的影响，不会（　　）。
   A. 改变药物的酸度　　　　　　B. 促使药物分解变质

笔记

C. 导致药物产生沉淀　　　　　　　　D. 使药品 pH 值升高

6. 原料药发生光化现象后，往往使药品（　　）。

A. 疗效增强，毒性增加

B. 疗效降低或失效，毒性增加

C. 疗效降低，毒性降低

D. 疗效增强，毒性降低

7. 抗生素类原料药最好储存于（　　）库中。

A. 常温库　　　　　　　　　　　　　B. 阴凉

C. 冷藏　　　　　　　　　　　　　　D. 危险品

8. 原料药的化学变化不包括（　　）。

A. 水解　　　　　　　　　　　　　　B. 凝固

C. 酸败　　　　　　　　　　　　　　D. 酶解

9. 原料药的物理变化不包括（　　）。

A. 吸潮　　　　　　　　　　　　　　B. 消旋

C. 挥发　　　　　　　　　　　　　　D. 升华

10.（　　）应严封，在 -20℃ 以下干燥处保存。

A. 重组人胰岛素　　　　　　　　　　B. 奥美拉唑

C. 维生素 C　　　　　　　　　　　　D. 头孢地尼

参考答案　1～5：CBADD　6～10：BCBBA

笔记

注射剂的储存养护

知识要求
- 掌握注射剂的储存及养护方法。
- 熟悉注射剂常见的质量变异现象及原因。

技能要求
- 熟练进行注射剂的储存、养护。
- 熟练分析注射剂的质量变异种类及原因。

扫一扫　数字资源3-2　注射剂的储存养护视频

　　注射剂系指原料药物溶解于适当溶剂或分散于适当分散介质后制得的无菌制剂。主要包括注射液、注射用浓溶液以及注射用无菌粉末。注射制剂无首过效应，不受食物、胃肠道环境等因素影响，适用于不能或不适于口服给药的患者，且发挥作用迅速、生物利用度高，是一种常用的剂型。但注射剂的研制和生产过程复杂，质量变异类型多且安全性相对较差，故应深入认识注射剂常见的质量变异类型及保管养护方法。

知识拓展

注射剂保管不当所致的严重药害事件
"刺五加注射液事件"

　　2008年7月，完达山药业公司生产的刺五加注射液部分药品在流通环节被雨水浸泡，使药品受到细菌污染，后被更换包装、标签并销售。中国药品生物制品检定所、云南省食品药品检验所在被雨水浸泡药品的部分样品中检出多种细菌。完达山药业公司管理人员质量意识淡薄，最终导致6名患者出现严重不良反应，其中3名患者死亡。

一、注射剂常见的质量变异及原因

（一）变色

　　衡量注射剂质量的一个非常重要的标志是其是否变色。重金属、光线以及

笔记

氧气等因素都可能使注射剂发生氧化、分解等反应，进而导致注射剂变色。

（二）析出沉淀或结晶

某些注射剂如葡萄糖酸钙注射剂、磺胺嘧啶注射剂等在储存过程中会出现析出晶体的现象。遇冷后某些油溶剂注射剂也会析出晶体，用热水升温后可再次恢复澄明，且温度降至室温后不再析晶。但需注意若因药物本身分解变质进而导致析出结晶或产生沉淀的注射剂则不能再使用。

（三）生霉

某些药品本身无抑菌作用或含营养成分的注射剂如葡萄糖注射剂在储存的过程中容易出现悬浮物或絮状沉淀，称之为霉菌生长现象。导致霉菌生长的原因有安瓿瓶出现裂缝、熔封不严，注射剂灭菌不彻底，大输液铝盖松动等。

（四）白点、白块

如果注射剂在生产过程中发生药品吸收二氧化碳、安瓿瓶未清洗干净或过滤不彻底等情况，可能出现小白点、白块。某些已检验合格的注射剂在储存一段时间后也可能出现小白点、白块，且会随着时间的推移越来越多，甚至产生浑浊、沉淀。导致这种现象的原因更为复杂，主要影响因素包括药品原材料、溶剂以及安瓿瓶质量等。

（五）脱片

某些注射剂如氯化钙注射剂、枸橼酸钠注射剂在储存过程中易出现闪光即脱片、浑浊现象。原因可能是安瓿瓶玻璃质量太差，在灭菌、久贮时发生了玻璃脱屑。

（六）冻结

遇冷时，含水溶剂的注射剂易出现冻结现象，相较于高浓度注射剂，低浓度注射剂更易出现冻结现象。例如，25%的葡萄糖注射剂发生冻结的温度为 -13～-11℃，而 5%的葡萄糖注射剂发生冻结的温度仅为 -0.5℃。对于浓度相同的注射剂，体积小的更容易发生冻结现象。注射剂冻结后常见的三种情况如下。

（1）在 -5～-4℃时大多数注射剂易冻结，但一般情况下解冻后无质量变化。有些注射剂在解冻后可能出现析晶现象，如烟酸麻黄碱注射剂、复方奎宁注射剂等，但析出的晶体可逐渐溶解。

（2）有些注射剂冻结后会出现容器破裂，致使药液污染、损失。导致此现象的原因主要为玻璃受冻后体积缩小、脆度增加，而注射剂受冻后体积膨胀，安瓿瓶、玻璃瓶易胀破，未胀破的也易在搬动中由于碰撞而破裂。故若大输液在储存过程中出现冻结现象时，应保持其尽量静置或不动，以防破裂。

（3）有些注射液会因受冻而发生变质，不宜再作为药品使用。例如葡萄糖注射剂受冻后析出大量沉淀，且这些沉淀升温也不能再次溶解；胰岛素受冻后发生蛋白质变性等。混悬剂受冻后分散体系被破坏，解冻后无法复原。

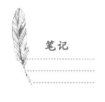
笔记

（七）结块、萎缩

注射用粉针剂或注射用冻干粉针剂在储存中可发生药品结块、药粉粘瓶、溶化萎缩现象。诱发因素可能为受光、热影响，容器密封不严，容器干燥不彻底等。

（八）其他

某些注射剂在储存过程中会受外界因素干扰发生氧化、水解、差向异构等化学变化导致变质，不能再供药用。

二、注射剂的质量验收

（一）包装检查

注射剂的包装应完好无损，且容器上应注明本品的名称、容量、主药含量、生产批号、有效期以及注意事项等信息。

（二）外观、性状检查

（1）安瓿无歪底、歪丝、麻点、疙瘩、沙粒、色泽不均、油污等情况。

（2）液体注射剂经检查无沉淀、变色、生霉等现象；有色注射剂同一包装内无深浅不均情况；出现析晶的注射剂，经加温后晶体可溶化；玻璃瓶注射剂经检查瓶塞、铝盖密封性符合标准，且瓶壁无裂纹、裂缝。

（3）混悬型注射剂经检查应颗粒均匀且无分层现象。若存在分层现象，检查经过振摇后是否能均匀混悬。

（4）注射用粉针剂经检查应无药粉变色、色泽不均、粘连、结块等现象，且包装瓶盖、瓶塞严密性良好，无松动现象。

三、注射剂的储存养护及实例

针对注射剂的储存养护，应根据具体药品的理化性质，结合所用溶剂的特性、包装材质的特点综合把控。

（一）避光、避热

一般情况下，注射剂应当避光储存，尤其遇光易变质的注射剂，如维生素C注射液、肾上腺素注射剂、盐酸氯丙嗪注射剂等在储存过程中应加强遮光、避光措施，防止紫外线照射。

此外，注射剂还应当注意避热储存，尤其遇热易变质的注射剂，如酶类、抗生素类、生物制品类等注射剂在储存过程中应注意合理控制温度、湿度。注射剂若以油为溶剂储存时应尤其注意避光、避热。

（二）防潮

注射用粉针剂在储存过程中应保持瓶盖严密熔封，控制环境湿度，注意防

笔记

潮，避免结块粘瓶。

（三）防冻、防裂

注射剂若以水为溶剂应更注意防冻、防裂，库房冬季应控制温度在 0℃以上。注射剂尤其大输液在运输过程中要注意防裂，应避免横卧、倒置，避免碰撞、挤压、扭动等。

（四）其他

注射剂的储存容器无论是否有颜色均应透明，适于澄清度检测。储存容器上还应标明注射剂的品名、容量、批号、主药含量、注意事项及有效期等要素。

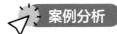 **案例分析**

1.胰岛素注射液

【处方组成】规格：10mL：400U。

【外观】本品为无色或近乎无色的澄明液体。

【质量稳定性分析】（1）本品遇光、热，久贮后可发生蛋白质变性失效，产生沉淀；（2）储存条件不当时，本品可在外观无明显变化的情况下效价降低。

请写出保管养护方案。

2.葡萄糖氯化钠注射液

【处方组成】含葡萄糖 5%，氯化钠 0.9%。

【外观、性状】本品为无色澄明液体，味甜略咸。

【质量稳定性】（1）本品久贮易结块，澄明度降低；（2）密封不严时易受霉菌污染，产生絮状沉淀。

请写出保管养护方案。

课堂活动

葡萄糖注射剂是过饱和溶液，请分析影响其质量的因素有哪些？并制定最佳的保管养护方案。

同步测试

不定项选择题

1. 注射剂的储存养护中应做到（　　　）。

A. 注射剂应置于避光、凉暗处储存

B. 冬季注射剂应注意防冻

C. 注射用粉针剂应注意防止吸潮

D. 大输液不应倒放横放，避免挤压、震动和碰撞

2. 导致注射剂生霉的原因可能有（　　　）。

A. 安瓿瓶有裂缝、熔封不严

B. 注射剂灭菌不彻底

笔记

C. 大输液铝盖松动

D. 注射液受冻后体积膨胀

3. 葡萄糖注射剂在储存的过程中容易出现悬浮物或絮状沉淀，是一种什么现象？（　　）

A. 析晶

B. 脱片

C. 变色

D. 生霉

4. 下列哪种制剂最容易结块？（　　）

A. 注射用粉针剂

B. 含水溶剂的注射剂

C. 含油溶剂的注射液

D. 含乙醇的注射液

参考答案　1：ABCD　2：ABC　3：D　4：B

笔记

项目三

固体制剂的储存养护

 学习目标

知识要求

- 掌握片剂、胶囊剂、散剂、颗粒剂、栓剂的储存及养护方法。
- 熟悉片剂、胶囊剂、散剂、颗粒剂、栓剂常见的质量变异现象及原因。
- 了解其他剂型的常见质量变异及原因。

技能要求

- 熟练进行片剂、胶囊剂、散剂、颗粒剂、栓剂的储存、养护操作。
- 熟练分析注射剂片剂、胶囊剂、散剂、颗粒剂、栓剂的质量变异种类及原因。

📹扫一扫 数字资源3-3 片剂的储存养护视频

一、片剂的储存养护

片剂系指原料药和适当辅料共同制成的圆形或异形片状固体制剂,包括普通片、包衣片、肠溶片、舌下片、咀嚼片、含片、泡腾片、控释片、缓释片等。其中辅料主要起填充、崩解、润滑、黏合以及矫味、遮光、着色等作用。

(一)片剂常见的质量变异及原因

1.一般压制片

一般压制片在生产过程中会加入淀粉、糊精、糖粉等辅料,辅料的选取可能影响片剂的质量。此外,包装容器、运输过程、储存条件等都可能影响片剂的质量。常见的质量变异现象及原因如下。

(1)松片或裂片 片剂硬度低,振动后易松散的现象称之为松片。片剂久贮或受到振动后,顶端脱落一层或中间断裂的现象称之为裂片。片剂出现裂片、松片现象的原因主要包括压力过小、过大、不均,湿润剂、黏合剂选用种类不当或用量不足,暴露于空气中时间过长,吸潮膨胀等。

(2)表面花斑 片剂中颗粒松紧不匀、结晶性药物未混合充分、中药片剂中原辅料颜色差异大等因素均会导致花斑;压片机的冲头、刮粉器、模圈等在摩擦过程中脱落出的机油、金属屑、灰尘以及其他杂质混入颗粒中,也会使片剂表面产生斑点;片剂吸潮后,表面可能会出现霉斑。

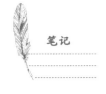
笔记

① 变色　光线会导致某些药物变色，如碱式碳酸铋片；空气中的氧也会导致某些药物变色，如碘化钾片。药物变色变质后，可能出现疗效降低、毒性增加等情况，不宜再供药用。

② 结晶　有些片剂在贮存过程中会发生化学变化，出现晶体析出的现象，例如阿司匹林吸潮后易分解产生醋酸和水杨酸结晶。

③ 粘连溶（熔）化　吸湿性强或受热易熔化的药物可发生粘连溶（熔）化现象。如复方甘草片受潮粘连成团，三溴片受潮部分溶化。

④ 染菌　片剂在生产过程中受到污染、包装材料达不到卫生要求时都会导致片剂染菌，即便此时片剂外观一般无明显变化，但染菌后的药品存在潜在的用药风险。

⑤ 发霉、虫蛀　片剂若储存不当或密闭不严易吸潮，吸潮后的药物常因微生物大量繁殖导致霉变，尤其含营养成分的药物，添加了糖、糊精、淀粉等赋形剂的药物等；此外，有些药物吸潮后除发生霉变外还会生虫，如干酵母片、洋地黄片、甲状腺片等。

⑥ 崩解迟缓　片剂的崩解时间超过药典规定要求称为崩解迟缓。诱因包括黏合剂用量过多或作用过强，崩解剂用量不足或选用不当，压片压力过大，片剂储存不当等。

2.包衣片

包衣片系指在片芯表面包裹了合适材料的衣层，将片芯与外界环境隔绝开来的一种固体制剂。包衣片制造过程不当，则其质量会受到影响，可能出现的变质现象及原因如下。

（1）褪色　包衣片由于吸潮、包衣层不够干燥、长期暴露于强光下等原因均会出现明显的褪色现象。

（2）龟裂、爆裂　包衣片在包糖衣过程中若干燥过快，选用糖质量不合要求，滑石粉和糖浆用量不当均可能导致包衣片出现龟裂、爆裂的现象。

（3）表面花斑　包衣片在制备过程中若出现包衣不匀、有色糖浆调制不匀、片面粗糙等情况都可能会出现花斑。

（4）皱皮、起泡及脱落　包衣片在包衣过程中若出现干燥过快、固化条件选择不当、选用包衣物料浓度不适等情况会引起薄膜衣皱皮、起泡，甚至脱落的现象。

（5）片面不光亮　包衣片在吸潮后或包衣过程中缺少加蜡打光环节或打蜡不充分等因素影响下，会出现片面不够光亮的现象。

（6）片芯变色　包衣片的片芯主药若性质不稳定，可被氧化变色，虽然片面一般无变化，但不可再供药用。

（7）粘连溶（熔）化与霉变　包衣片由于贮存不当、包装不严在受热或吸潮后会出现褪色、光泽度下降，甚至溶（熔）化、粘连、霉变的现象。

（二）片剂的质量验收

片剂在生产、运输、储存过程中受多种因素影响可能会发生多种类型的质量变异现象，在验收时应根据具体情况抽样检查片剂的外观、性状、硬度、主

笔记

药含量、重量差异、崩解度、染菌情况等。

1.包装检查

片剂外包装中所印刷的药品名称、批号、装量等信息应与内容物一致，且印刷字迹端正、清晰；片剂包装完整，密封良好，无破损现象。

2.外观、性状检查

（1）一般压制片检查　压制片应形状规则一致，表面光滑平整，颜色均一匀称；无细粉、杂质、污垢、斑点、异物附着表面；无松片、裂片、变色、生霉现象；含生物制药、蛋白质类及动物脏器成分的片剂还应检查有无异臭、生虫现象。

（2）包衣片检查　包衣片表面应无褪色、花斑、龟裂，溶（熔）化粘连、膨胀脱壳等现象。主药性质不稳定、易被氧化变色的包衣片，在抽样检查的过程中应切开观察片芯有无变色或出现花斑。

片剂在入库开封检查过程中应严格遵守相关注意事项，包括：取出片剂时不应用手直接抓取，应选用干净、干燥的药匙；取出待检查的片剂应置于光洁干净的白瓷盘或白纸上；片剂置于空气中的时间不宜太久，以免其被污染或质量受到影响。

（三）片剂的养护重点

片剂的质量受光线、空气、温度、湿度等多种因素的影响，尤其湿度对片剂的质量影响最大。同时由于片剂的主药成分、辅料选取、制备工艺、包装容器也各有不同，所以在保管养护的过程中应综合考量多种因素，根据具体药物的特点，选择最合适的方法，保证药品质量。以下为保管养护过程中应注意的要点。

1.避光

片剂的主药若对光的敏感性强，在储存时应注意避光。如盐酸氯丙嗪片、磺胺类片等。

2.避热

片剂中若含挥发性成分，受热后易挥发导致有效成分降低、疗效减弱，储存时应置于阴凉处，注意避热。如西瓜霜片、薄荷喉片。

3.防潮

（1）一般压制片　除另有规定外，均应储存于干燥密封的环境中，防止吸潮、变质、发霉。

（2）包衣片　包衣片吸潮后可发生褪色、溶化粘连、霉变，甚至膨胀、脱壳的现象，在储存时应更加注意密封、防潮，其保管养护要求通常高于一般压制片。

（3）易吸潮片剂　此类片剂容易受潮，吸潮后易变质、变色、潮解，甚至溶化粘连。在包装时可在瓶口和片剂之间的空隙中加入棉花、吸水纸防潮，在包装容器内加入干燥剂等，并置于干燥密封处储存。

（4）含蛋白质、生药、动物脏器等成分的片剂　此类片剂易吸潮、生霉、松散、虫蛀，应储存于阴凉干燥处，注意密封、防潮、防热。

（5）含片　此类片剂中一般加入了大量的糖分，在受热或吸潮后易熔（溶）

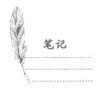

笔记

化粘连，应储存于阴凉干燥处，注意密封、防潮、防热。

4.其他

生物制品片剂、抗生素片剂除常规的养护要点外，一般还有严格的储存条件要求，必须按其规定进行储存养护，如生物制品应控制储存温度为 2～8℃。

案例分析

李先生发现家里一瓶仍在有效期内的维 C 泡腾片颜色变黄。请分析出现此种情况可能的原因？该药品还可以继续使用吗？

课堂活动

1. 请分析阿司匹林的养护重点。
2. 请分析硝酸甘油的养护重点。

二、胶囊剂的储存养护

胶囊剂系指主药（或加有辅料）填充于空心胶囊或软制囊材中的一种固体制剂，主要类型包括硬胶囊、肠溶胶囊、软胶囊、缓释胶囊以及控释胶囊等。给药途径涵盖口服、阴道、直肠等。囊材主要为明胶，也包括海藻酸钙、甲基纤维素等其他材料。

（一）胶囊剂常见的质量变异及原因

1.漏粉、漏液

硬胶囊在运输和储存过程中可能出现囊壳脆裂漏粉的现象。导致此现象的主要原因包括胶囊生产时条件太过干燥、填充药品过多、合囊压力过大、运输过程震动剧烈、储存条件太干燥等。软胶囊在生产、运输、储存过程中处理不当也会出现破裂漏液的现象，漏液后的软胶囊易被污染或变质。

2.黏软变形

胶囊剂在包装不严实或储存环境不当时均易受潮，受潮后的胶囊会出现发胖、黏软、变形，甚至变质的现象。

3.霉变生虫

含生化药品、生物制品的胶囊吸潮后，除一般胶囊常出现的黏软变形现象外，更易出现霉变、生虫。

（二）胶囊剂的质量验收

1.包装检查

胶囊剂外包装中所印刷的药品名称、批号、装量等信息应与内容物一致，且印刷字迹端正、清晰；胶囊剂包装应完整、密封良好，无破损现象。

2.外观、性状检查

（1）胶囊剂应表面光洁平整、无异物粘连，且应大小、粗细均匀一致。
（2）胶囊剂应无变形、黏结、膨胀、囊壳破裂现象。

笔记

（3）胶囊剂应色泽均匀，表面无斑点，无褪色、变色现象。

（4）胶囊剂应无异臭。

（5）以生物制品、生药为主药的胶囊剂应无生霉、虫蛀现象。

（三）胶囊剂的养护重点

根据胶囊剂的特性，在保管养护过程中一般以避热、防潮为主，同时应结合胶囊剂中主药的特性制定恰当的养护方案，具体养护重点如下。

1.避热

胶囊剂应密封严实后置于阴凉、干燥的环境中储存，储存环境温度不宜超过30℃，主药为生药或生物制品的胶囊剂应控制储存温度在2～8℃，并保证严实密封。

2.防潮

胶囊剂储存的相对湿度宜控制在70%左右，过于干燥会导致胶囊剂脆裂，若储存时间超过一年则应检测其溶出度。

3.避光

主药为光敏感药物的胶囊剂在储存时除保证阴凉干燥外，还应严格注意避光，防止药物分解。

4.密封

含有生药或生物制品的胶囊剂应置于阴凉干燥处，且尤其注意密封。

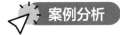 **案例分析**

脉通胶囊的处方组成为：每粒胶囊中含亚油酸750mg，卵磷脂72mg，维生素$B_6$70mg，维生素C 70mg，肌醇30mg，甲基橙皮苷30mg，维生素E 5mg。请对其进行质量稳定性分析，并提出储存养护方法。

课堂活动

请分析阿莫西林胶囊可能出现的质量变异现象，并为其制定储存养护方案？

三、散剂的储存养护

散剂系指主药与辅料混合制成的粉末状制剂，包含内服和外用散剂。散剂比表面积大、分散快、起效迅速，是一种古老且常用的剂型。

（一）散剂常见的质量变异及原因

1.吸潮

散剂易吸潮，吸潮后药品粉末可能出现湿润、流动性降低、结块等物理变化，分解、变色、有效性下降等化学变化，以及微生物污染等生物学变化。

2.变色

散剂吸潮或接触热、光、空气后容易发生变色现象，变色后的药物可能效价降低或产生毒性，不能再供药用。

 笔记

3.异味、异臭

以生物制品为主药的散剂，受热、吸潮后可能产生霉味、异臭；以不稳定原料药为主药的散剂，受热、吸潮后易发生分解反应进而产生相应异味、异臭。

4.分层

复方散剂若包装上部留有空隙，在运输过程中的震动影响下，会出现密度小的药物上浮、密度大的药物下沉的现象，散剂出现分层，影响用药效果。

5.挥发

久储的含有挥发性成分的散剂出现包装不严、受热时，易挥发导致串味、药效降低，甚至出现燃烧现象。

6.微生物污染

散剂在生产、运输、储存过程中更易被微生物污染，导致药效降低或产生毒性，不能供药用。

7.霉变、虫蛀

散剂中若含有糖、淀粉、蛋白质、生化制品等物质，吸潮后还易出现异臭、霉变、虫蛀的现象。

（二）散剂的质量检查

1.包装检查

散剂外包装中所印刷的药品名称、批号、装量等信息应与内容物一致，且印刷字迹端正、清晰；散剂包装应完整、密封良好，无破损、遗漏、浸润现象。

2.外观、性状检查

（1）散剂应无异臭、霉味。

（2）按规定取出适量散剂置于光滑平整白纸上，将其表面压平后于明亮处观察，散剂应色泽均匀，无花纹、色斑，无湿润、结块、虫蛀现象。

（3）用于治疗烧伤、创伤的散剂应经无菌检测合格。

（三）散剂的养护重点

散剂易发生潮解、挥发、风化、碳酸化、氧化等，导致出现结块、霉变等现象，其中潮解最易发生，是养护的重点。

1.防潮

（1）散剂若以塑料薄膜包装，其稳定性相对优于纸质包装，但同样需要注意防潮，尤其在潮热地区。

（2）散剂中若含糖或易吸湿组分，则更易出现吸潮、霉变、虫蛀、鼠咬等问题，应尤为注意。

（3）纸质包装的散剂更易吸潮，储存时应严格注意防潮。此外，还应注意防撞击、防重压以及虫蛀和鼠咬。

（4）贵重散剂、麻醉药品散剂，除常规密封防潮储存外，必要时可增加吸潮剂。

2.避热

散剂中若含挥发性成分，除防潮外还应注意密封严实和控制温度。

笔记

3.避光

散剂中若含对光敏感成分，应密封严实，置于阴凉干燥处，尤其注意避免阳光直接照射。

4.其他

（1）散剂中若有含结晶水的成分，应控制湿度在适宜范围内，保证其不失去结晶水。

（2）散剂中若有含特殊气味的成分，应注意与其他药品隔离储存，防止串味。

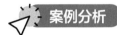

案例分析

丁维钙粉的处方组成为：每 100g 丁维钙粉中含葡萄糖酸钙 15g，维生素 D_2 7000U，葡萄糖 15g，蔗糖 70g。请对其进行质量稳定性分析，并提出储存养护方法。

四、颗粒剂的储存养护

颗粒剂散系指原料药和适当辅料混合制成的具有一定粒度的颗粒状制剂。包括可溶颗粒、肠溶颗粒、混悬颗粒、泡腾颗粒、缓释颗粒、控释颗粒等。颗粒剂用药方便，可用水冲服或直接吞服，吸收迅速，显效快。

（一）颗粒剂的质量变异及原因

1.吸潮

颗粒剂比表面积较大，易吸潮，吸潮后可发生药品软化、结块等物理变化，分解、变色等化学变化，和微生物污染等生物学变化。

2.变色

颗粒吸潮后或接触热、光、空气后容易发生变色现象，变色后的药物可能效价降低或产生毒性，不能再供药用。

3.霉变

颗粒剂中若含有糖、淀粉、蛋白质、生化制品等物质，吸潮后还易出现异臭、霉变、虫蛀等现象。

（二）颗粒剂的质量检查

1.包装检查

颗粒剂外包装中所印刷的药品名称、批号、装量等信息应与内容物一致，且印刷字迹端正、清晰；颗粒剂包装应完整、密封良好，无破损、浸润现象。

2.外观、性状检查

按照规定取适量颗粒剂于干净光滑的纸上观察，颗粒剂应均匀、干燥，无吸潮、潮解、软化、结块，无异臭。

（三）颗粒剂的养护重点

颗粒剂可发生潮解、挥发、氧化等，导致结块、霉变等现象，其中潮解最

笔记

易发生，是养护的重点。

1.防潮

颗粒剂主要选用薄塑料袋包装，储存环境湿度过大时会出现吸潮、软化、结块、霉变等现象，应置于干燥处储存。

2.避热

（1）颗粒剂中若含挥发性成分，除湿度外还应注意控制环境温度，避免药品挥发。

（2）生物制品颗粒剂应控制储存温度在 2～8℃为宜。

3.避光

颗粒剂中若含有对光敏感成分，应避免阳光直射，置于干燥避光处保存。

4.其他

极易吸湿的颗粒剂应注意重点检查、定期检查。

◎ 课堂活动 ----

假如你是药品仓库的工作人员，请分析对乙酰氨基酚如何进行保管养护？

五、栓剂的储存养护

栓剂系指原料药与适宜基质共同制成的用于腔道给药的固体制剂，包括尿道栓、直肠栓、阴道栓。

（一）栓剂的质量变异及原因

1.出汗

基质为水溶性的栓剂具有很强的引湿性，吸湿后表面会出现水珠，表现为"出汗"现象。

2.外观不透明

基质为水溶性的栓剂受潮后，易出现浑浊、泛白的现象。

3.软化

栓剂受其基质的影响，吸潮或遇热后会发生软化变形，影响其使用。

4.干化

栓剂的储存环境过于干燥或储存时间过长时，基质中水分易蒸发，从而出现干化现象。

5.霉变

栓剂久贮后可能出现微生物大量繁殖的霉变现象。

（二）栓剂的质量验收

1.包装检查

（1）栓剂外包装中所印刷的药品名称、批号、装量等信息应与内容物一致，且印刷字迹端正、清晰；栓剂包装应完整、密封良好，无破损、遗漏现象。

（2）单支栓剂应用防潮材料（如帕拉芬纸、蜡纸、锡箔等）包装后放于衬

笔记

有防潮蜡纸的硬质盒内;水溶性基质的栓剂应存放于塑料或玻璃管内,保持独立、干燥。

2.外观、性状检查

栓剂应无熔化、走油、干裂、软化、酸败、发霉现象。

(三)栓剂的养护重点

1.防潮、避热

栓剂储存时应注意防潮、避热,储存温度控制在30℃以下,夏季气温炎热时应置于冷库或冰箱中保存。

2.避光

栓剂中若含有对光敏感成分,应避免阳光直射,置于干燥避光处保存。

3.其他

(1)栓剂的基质若为甘油明胶,应合理控制其储存环境的温湿度,防止其受潮或干化,同时注意封口严密、清洁卫生,防止异物或微生物的污染。

(2)栓剂储存过程中应定期检查,防止其出现变色、变形、软化、霉变等现象。

课堂活动

克霉唑栓每枚中含主药 0.15g,颜色呈乳白至微黄。请为其制定保管养护方案。

案例分析

某痔疮栓的处方组成为每枚本品中含肾上腺素 0.4mg,碱式次没食子酸铋 0.2g,颠茄流浸膏 0.03mL。请对其进行质量稳定性分析,并提出储存养护方案。

同步测试

单项选择题

1.药品发生光化现象后,一般会( )。

A.疗效增强,毒性增强

B.疗效增强,毒性降低

C.疗效降低,毒性降低

D.疗效降低,毒性增强

2.栓剂一般要求储存温度不高于( )。

A.10 ℃   B.4℃

C.30℃   D.50℃

3.散剂的养护重点应该是( )。

A.防止吸潮而结块、霉变

B.防止虫蛀

C.防止挥发

D.防止变色

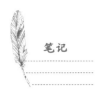

笔记

4. 片剂盛装时，在瓶口和片剂间的空隙处填棉花、硅胶、吸水纸等是为了（　　）。

A. 吸水、防潮

B. 防止碰撞

C. 排除二氧化碳

D. 防止变色

5. 胶囊剂储存时是湿度应该在（　　　）为宜。

A. 相对湿度 30%

B. 相对湿度 10%

C. 相对湿度 70%

D. 相对湿度 90%

参考答案　1～5：DCAAC

笔记

项目四

软膏剂、乳膏剂、糊剂和眼用半固体制剂的储存养护

学习目标

知识要求

- 掌握软膏剂的储存与养护，软膏剂的质量变异现象。
- 熟悉软膏剂的入库质量检查项目及方法。

技能要求

- 能够识别软膏剂的常见变质现象。
- 能够根据软膏剂的特性选择适宜的储存养护方法。

 扫一扫　数字资源3-4　软膏剂、乳膏剂、糊剂和眼用半固体制剂的储存养护视频

软膏剂是指原料药物与油脂性或水溶性基质均匀混合制成的半固体外用制剂。根据药物在基质中的分散状态，分为溶液型软膏剂和混悬型软膏剂。

乳膏剂是指原料药物溶解或分散于乳状液型基质中形成的均匀半固体制剂。根据乳膏剂基质的类别，分为水包油型乳膏剂和油包水型乳膏剂。

糊剂是指大量的原料药物固体粉末（一般25%以上）均匀分散在适宜基质中所组成的半固体外用制剂，分为含水性糊剂和油性糊剂。

眼用半固体制剂包括眼膏剂、眼用乳膏剂和眼用凝胶剂等。眼膏剂是指由原料药物与适宜基质均匀混合，制成溶液型或混悬型膏状的无菌眼用半固体制剂。眼用乳膏剂是指由原料药物与适宜基质均匀混合，制成乳膏状的无菌眼用半固体制剂。眼用凝胶剂是指原料药物与适宜辅料制成的凝胶状无菌眼用半固体制剂。

软膏剂、乳膏剂、糊剂和眼用半固体制剂均属于半固体制剂，但眼用半固体制剂质量要求高于前三者，主要要求无菌。下面以软膏剂为例进行药品剂型储存养护分析。

一、常见的质量变异

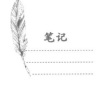

笔记

软膏剂的质量变异现象包括：酸败、流油、发硬、分离、生霉、变色、变质失效等。植物油或者脂肪性基质制成的软膏，容易发生酸败；储存温度过高，

容易流油；储存温度过低，容易发硬；不溶性药物制成的水溶性软膏，储存时间长或受冻，药物和基质容易发生分离；水溶性基质的软膏容易生霉等。

二、入库质量检查

（一）包装

重点检查包装容器密封是否严密，在运输过程中是否因挤压碰撞有无破损、漏药现象。

（二）外观性状

必要时查看质地是否均匀、细腻，有无流油、发硬、霉变、酸败、分离、变色等现象。

（三）装量

采用目视对比法，检查装量是否符合规定。

三、储存养护方法

软膏剂储存温度越低，软膏内的微生物、酶的活性愈低；软膏剂接触空气越少，软膏的分解过程也越慢。故软膏剂必须避光密闭储存于凉爽、干燥处。

锡管软膏已具备遮光和密闭条件，在30℃以下储存即可，避免受压；塑料管软膏因具有透气性，若软膏是亲水性和水溶性基质，应防潮、避光储存，并避免重压和久贮；玻璃瓶软膏若是无色瓶必要时应考虑采用遮光外包装，一般应密闭在干燥处储存，不得倒置，避免重摔；扁盒包装（金属盒、塑料盒、纸板盒）已达避光要求，仅须密闭，储存于干燥处，避免重压，纸板盒装不易久贮。

具有特殊气味的软膏剂应注意其封口的密闭性，与一般药物隔离，存放于凉处。

眼用软膏剂包装已经过灭菌处理，不能随便启封，防止微生物污染。

所有软膏剂储存中不得出现酸败、异臭、变色、变硬、流油等变质现象。

此外，乳膏剂、糊剂要求遮光密闭、阴凉处储存。生物制品乳膏剂应于2～8℃遮光密封贮存，储存中不得出现酸败、异臭、分层、油水分离及胀气等现象。眼用半固体制剂应遮光储存于灭菌容器中，15℃以下储存，储存中不得出现异臭、变色、分层、走油等现象。

🌐 知识拓展 ------------

清凉油的储存养护

清凉油是含有薄荷脑、桉叶油、樟脑、桂花油的白色或淡黄色芳香性软膏，遇热易挥发，在45℃以上则熔化（熔点45～60℃）。有挥发油析出时，则在软膏表面形成油滴，因此应在凉处密闭处储存。

笔记

四、常见的储存养护实例分析

（1）丁酸氢化可的松乳膏

【组成功效】含丁酸氢化可的松，用于过敏性皮炎、脂溢性皮炎、过敏性湿疹及苔藓样瘙痒症等的白色乳膏。

【质量稳定性分析】主药丁酸氢化可的松易受光线影响而变质；辅料中含有冰片，遇热易挥发。

【储存养护方法分析】避光，密闭，在阴凉处保存。

（2）蓝油烃油膏

【组成功效】含愈创蓝油烃，用于辐射热、灼伤、皲裂、冻疮及促进伤口愈合等的蓝色软膏。

【质量稳定性分析】主药愈创蓝油烃对热、弱碱均稳定，但见光后可由暗蓝色变成绿色，最后变成黄色，但其疗效不变。

【储存养护方法分析】应装于遮光容器里，避光、密闭储存。

（3）复方水杨酸苯胺甲酯乳膏

【组成功效】含冰片的淡黄色或白色、有特臭的抗真菌软膏。

【质量稳定性分析】①本品性质稳定，但在组分中有冰片成分，遇热易挥发；②本品有以凡士林为基质的软膏剂和亲水性基质的霜剂，后者受热受冻、久贮可发生水与基质分离而失去其均匀性。

【储存养护方法分析】①密闭储存；②霜剂须避热和防冻。

◎ 课堂活动

正金油软膏是由薄荷脑、薄荷素油、樟脑、樟油、桉油、丁香罗勒油组成的浅黄色油膏。试分析其稳定性和储存养护基本方法。

📖 同步测试

单项选择题

1. 下列哪类制剂的基质应过滤并灭菌？（　　　）

A. 软膏剂

B. 乳膏剂

C. 糊剂

D. 眼用半固体制剂

2. 软膏剂等制剂成品的质量要求错误的是（　　　）。

A. 黏稠度随季节气温的变化很小

B. 性质稳定，储存时无酸败、异臭、变硬

C. 无刺激性、过敏性

D. 乳膏剂和眼用乳膏剂有油-水分离及胀气现象

3. 软膏剂、乳膏剂、糊剂入库验收的外观性状检查内容不包括（　　　）。

A. 色泽、异物

B. 细腻度、黏稠性

笔记

C. 异臭、酸败、霉变

D. 包装

4. 药物与油脂性或水溶性基质混合制成的半固体制剂是（　　　）。

A. 软膏剂　　　　　　B. 乳膏剂　　　　　　C. 糊剂　　　　　　D. 凝胶剂

5. 应置于遮光、无菌容器中密封储存的制剂是（　　　）。

A. 软膏剂　　　　　　　　　　　　　B. 乳膏剂

C. 糊剂　　　　　　　　　　　　　　D. 眼用半固体制剂

6. 用动、植物油脂类基质制成的软膏剂等半固体制剂易发生（　　　）。

A. 生霉　　　　　　　B. 酸败　　　　　　　C. 变色　　　　　　D. 变质失效

7.（　　　）包装的软膏剂等半固体制剂，久储后易失水或霉败。

A. 锡管装

B. 玻璃管装

C. 塑料管装

D. 扁形金属或塑料盒装

8. 具有特殊臭味的软膏剂的保管应（　　　）。

A. 与一般药物共存一处

B. 置凉处，并与一般药物隔离存放

C. 按特殊药品管理

D. 按药品分类保管

9. 以下哪种包装的软膏剂等固体制剂在储存中要求避光？（　　　）

A. 锡管　　　　　　　　　　　　　　B. 棕色玻璃管

C. 无色玻璃管　　　　　　　　　　　D. 扁形金属或塑料盒

10. 防止水溶性、乳剂型基质制成的软膏剂等半固体制剂发霉的制法是（　　　）。

A. 加入保湿剂　　　　　　　　　　　B. 加入防腐剂

C. 加入芳香剂　　　　　　　　　　　D. 加入赋形剂

参考答案　1～5：DDDAD　　　6～10：BCBCB

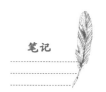

笔记

实训四　常用药品剂型的储存养护

【实训目的】

通过实训，使学生能够根据不同药品剂型，对在库具体药品进行常规储存养护；能够分析所检查的药品储存条件是否合理。

【实训内容】

常用药品剂型的储存养护。

【实训提示】

药品储存养护是对药品质量进行科学保养和维护的技术工作。掌握常用药品剂型储存养护技能，对保证药品质量十分重要。常用药品剂型包括注射剂、片剂、胶囊剂、颗粒剂、糖浆剂、栓剂、软膏剂、乳膏剂、糊剂和眼用半固体制剂等。

1.注射剂

注射剂的常见质量变异现象包括变色、生霉、析出结晶或沉淀、脱片、产生白点或白块、冻结（含水溶剂）、结块、萎缩等其他变质现象。该类制剂在储存养护中应注意：①避光，如肾上腺素、盐酸氯丙嗪、维生素C等注射剂。②防热，如抗生素注射剂、生物脏器制剂或酶类注射剂、生物制品等。③防冻，主要指以水为溶剂的注射剂，尤其是大输液。④防潮，如注射用粉针。除另有规定外，注射剂应置玻璃或塑料容器内，熔封或严封，避光，在凉暗处保存，生物制品应在2~8℃贮存。

2.片剂

一般压制片剂的质量变异现象包括裂片或松片、表面斑点（花斑）或异物斑点、变色、析出结晶、溶（熔）化粘连、发霉、虫蛀、染菌、崩解迟缓等；包衣片的质量变异现象包括褪色、龟裂与爆裂、花斑、片面不够光亮、起泡、皱皮与脱落、溶（熔）化粘连及霉变、片芯变色等。该类制剂在储存养护中应注意：①防潮，普通片剂除另有规定外，都应置于密封、干燥处储存；包衣片较一般片剂更严格，应特别注意防潮、防热；含片应置于密封、干燥处储存；含有生药、动物脏器以及蛋白质类成分的片剂，注意防潮、防热、密封，在干燥阴凉处储存；对于易吸潮的片剂，应在包装容器内放入干燥剂或在瓶口下和药片上的空隙部位填塞棉花、吸水纸等，并密封在干燥处储存。②防热，如薄荷喉片、西瓜霜含片等置于阴凉处储存。③避光，如磺胺类片、盐酸氯丙嗪片等，盛装于遮光容器内，避光储存。④其他，如抗生素类药品必须按其规定的条件储存养护，生物制品应在2~8℃保存等。

3.胶囊剂

胶囊剂的常见质量变异现象包括漏粉、漏液和黏软变形、霉变生虫等。该类制剂在储存养护中应注意：①防潮、防热，一般胶囊剂均应密封，储存于干

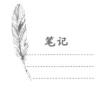

笔记

燥处，温度不高于 30℃，但也不宜过分干燥，以免胶囊脆裂；生物制品胶囊剂应在 2～8℃贮存。②避光，对光敏感的胶囊剂应避光，如辅酶 Q_{10} 胶囊、维生素 AD 软胶囊等。③抗生素类胶囊剂需注意其有效期或生产日期。

4. 颗粒剂

颗粒剂的常见质量变异现象包括吸潮、变色和霉变等。该类制剂在储存养护中应注意：①防潮，需密封储存于干燥处。②防热，贮于阴凉、干燥处，生物制品在 2～8℃贮存。③避光。④重点、定期检查该类制剂。

5. 糖浆剂

糖浆剂的常见质量变异现象包括霉变、沉淀和变色。该类制剂在储存养护中应注意：①密封，避光置干燥处贮存。②防污染、防霉变，含糖量 80% 以上的糖浆剂具有一定的防腐作用，含糖量 50% 以下的糖浆剂微生物容易滋生，一般加有防腐剂。③对沉淀的处理，含有少量沉淀，经振摇能均匀分散则可供药用，但有大量沉淀时则不能再供药用。④冻结和解冻，一般含糖量在 60% 以上的糖浆剂不需防冻。

6. 栓剂

栓剂的常见质量变异现象包括软化变形、出汗、干化、外观不透明和发霉等。该类制剂在储存养护中应注意：①防热、防潮，置于干燥处，30℃以下密闭储存，避免重压。②对于受热易熔化、遇光易变质的栓剂，应于密闭、避光、阴凉处储存，如甘油明胶基质栓剂。③储存时间不宜过长。

7. 半固体制剂

半固体制剂常见质量变异现象包括酸败、变色、流油、发硬、异臭、分离和霉变等。该类制剂在储存养护中应注意：①软膏剂必须避光密闭储存于阴凉、干燥处。②锡管软膏在 30℃以下储存即可，避免受压；塑料管软膏应避潮湿、避光储存，避免重压和久贮；玻璃瓶软膏若是无色瓶，应考虑采用遮光外包装，应密闭在干燥处储存，不得倒置，避免重摔；扁盒（金属盒、塑料盒、纸板盒）仅须密闭储存于干燥处，防止重压，纸盒装不宜久贮。③具有特殊气味的软膏剂应注意其封口的密闭性，隔离储存于凉处。④眼用软膏剂的包装已经经过灭菌处理，不能随便启封，以防微生物污染。⑤乳膏剂、糊剂要在密闭、阴凉处储存，不得冷冻。生物制品乳膏剂应于 2～8℃遮光密封贮存。⑥眼用半固体制剂应遮光、密封贮存于灭菌容器中。

上述常用药品剂型在储存过程中，均不得出现质量变异现象。

【实训任务】

1. 中性胰岛素注射液

【处方组成】含量：3mL：300 单位。

【性状】本品为无色或几乎无色的澄明液体。

【质量稳定性分析】①本品是以水为溶剂的注射液，冬季易冻结；②本品久贮或受光、受热后，可使蛋白质主链断裂，发生变性失效，产生浑浊或沉淀；③储存不适可使效价降低，但外观可能仍无变化。

【储存养护方法分析】①放置于冷库，密闭保存，避免冰冻；②有浑浊或沉

笔记

淀者不得供药用；③注意有效期。

2. 硫酸亚铁片

【处方组成】每片含硫酸亚铁 0.3g。

【性状】本品为包衣片，除去包衣后显淡蓝绿色。

【质量稳定性分析】①硫酸亚铁受潮湿、光、热、空气等因素影响易发生氧化反应，生成黄棕色碱式硫酸铁；②糖衣遇湿热易褪色、熔化、粘连、霉变。

【储存养护方法分析】①放置于阴凉库，密封，在干燥处保存；②变色后不可供药用。

3. 头孢氨苄胶囊

【处方组成】每粒含头孢氨苄 0.25g。

【性状】本品内容物为白色至微黄色结晶性粉末，微臭。

【质量稳定性分析】①头孢氨苄干燥品在室温下稳定，受光、热、潮湿影响易水解失效；②胶囊受潮、受热后易发软、变形，甚至发霉变质。

【储存养护方法分析】①放置于阴凉库，遮光，密封储存；②潮热地区应加强养护检查；③不宜久贮。

4. 对乙酰氨基酚颗粒

【处方组成】每袋含对乙酰氨基酚 0.5g。

【性状】本品为白色或类白色颗粒，味甜。

【质量稳定性分析】①对乙酰氨基酚受光、空气等因素的影响，易氧化变色；②本品具有吸湿性，易吸潮、结块、霉变等。

【储存养护方法分析】①放置于阴凉库，密封储存；②不宜久贮。

5. 布洛芬糖浆

【处方组成】内含布洛芬 2%（g/mL）。

【性状】本品为淡黄棕色的澄清黏稠液体，有芳香气味。

【质量稳定性分析】布洛芬干燥品性质稳定，糖浆剂受热或被微生物污染易发霉变质，遇光易氧化分解。

【储存养护方法分析】放置于阴凉库，遮光，密封保存。

6. 保妇康栓

【处方组成】每枚含莪术油 82mg、冰片 75mg。

【性状】本品呈乳白色、乳黄色或棕黄色的子弹形。

【质量稳定性分析】①本品以水溶性聚氧乙烯硬脂酸钠为基质，比较稳定，但遇热易软化变形，甚至熔化；②主药为挥发油，易分解变质。

【储存养护方法分析】①放置于常温库，密闭，遮光，在 30℃ 以下保存；②不宜久储。

7. 复方水杨酸苯胺甲酯乳膏

【处方组成与性状】含冰片的淡黄色或白色、有特臭的抗真菌软膏。

【质量稳定性分析】①本品性质稳定，但在组分中有冰片成分，遇热易挥发；②本品有以凡士林为基质的软膏剂和亲水性基质的霜剂，后者受热、受冻、久贮可发生水与基质分离而失去其均匀性。

【储存养护方法分析】放置于冷库，在 2~8℃ 贮存。

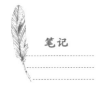
笔记

将上述药品编号，学生随机抽签，每人抽取 3 种药品，对药品进行分析，将相关内容填入表 3-4。

表3-4 实训情况

序号			
药品名称			
性状			
质量稳定性分析			
现有储存养护方法合理性分析			
正确的养护方案			
采取应对措施			

清场工作结束后，整理物品，打扫好卫生。

【评分标准】满分 100 分，以个人为单位进行评分（表 3-5）。

表3-5 评分表

编号	检查项目	评分标准	分值	得分
1	着装	按要求着装，规范整洁，佩戴胸卡	5	
2	性状	正确描述该药品性状	15	
3	质量稳定性分析	正确分析该药品质量稳定性	20	
4	现有储存条件合理性分析	分析现有储存养护方案的合理与不合理	10	
5	正确的养护方案	养护方案分析全面、正确	15	
6	解决方法	写明具体采取何种措施达到养护要求	15	
7	卫生	工作结束，认真打扫卫生	10	
8	态度	工作认真仔细，遵守课堂纪律	10	

笔记

项目五

中药的储存养护

学习目标

知识要求

- 掌握中药的质量变异现象及原因。
- 熟悉中药入库验收的内容、方法及中药常见品种的分类储存与保管。
- 了解中药的养护技术。

技能要求

- 能够识别中药的常见变质现象。
- 能够根据中药的特性选择适宜的储存养护方法。

📹 扫一扫　数字资源3-5　中药材和中药饮片常见的质量变异现象及原因视频

中药是在我国传统医药理论指导下使用的药用物质及其制剂。它是中国医学的重要组成部分，也是世界医药学中的瑰宝。中药是人类在长期的生产和与自然界做斗争的过程中，为了生存和征服疾病而不断寻求、发现的，这一过程也伴随着其成方及其剂型的逐渐演变和发展。中药包括中药材、中药饮片和中成药三大类。

中药材一般是指经过产地加工取得药用部位的生药材，包括植物药、动物药和矿物药。中药饮片是在中医药理论指导下，根据辨证施治和调剂、制剂的需要，对中药材进行特定加工炮制的制成品。中成药是指以中药材、饮片为原料，按照规定处方、工艺和标准，制成一定剂型的药物。

一、中药常见的质量变异现象和原因

（一）中药材和中药饮片的质量变异现象和原因

中药材、中药饮片在运输、储存保管过程中，如果管理不当，会出现霉变、虫蛀、变色、泛油、散气、变味、风化、潮解、溶化、升华等质量变异现象。这些变质现象不仅取决于药材本身的性质，而且与外界环境的影响密切相关。认真探讨各种变质现象及其原因，采取有效措施进行防治，以保证药材质量，是保障用药安全有效的重要举措。

1.中药材和饮片常见的质量变异现象

（1）霉变　霉变又称发霉，是指毛霉、黄曲霉、黑曲霉、黄绿青霉、灰绿

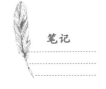

笔记

青霉等霉菌在中药表面或内部滋生的现象。霉变可使药材及饮片腐烂变质、气味走失、失效，甚至产生毒素，引起肝、肾、神经系统等方面的损害，如黄曲霉毒素可以致癌。因此，对中药进行霉菌总数测定和黄曲霉毒素等的限量检查，是从卫生学角度评价中药质量的内容之一。

（2）虫蛀　虫蛀是指仓虫如米象、谷象、药谷盗、大谷盗、烟草甲虫、粉螨等侵入中药内部，利用其中营养成分生长繁殖，所引起的中药减效或失效的情况。药材被虫蛀后，往往被蛀成洞孔，严重的被蛀成粉末，使药材形态结构完全被破坏。花类药材被虫蛀后，可见散瓣；子粒类药材被虫蛀后，常被虫丝缠绕成串、成饼；动物类药材的皮、肉也会被虫蛀。被虫蛀的药材，还可被害虫的排泄物或蜕皮污染或引起发酵，从而产生变色和变味等变质现象，影响药物的安全性和有效性。

富含糖（如党参、枸杞子、大枣等）、淀粉（如白芷、山药、芡实等）、蛋白质（如乌梢蛇、土鳖虫、九香虫等）、脂肪（如苦杏仁、柏子仁、郁李仁等）的药材易被虫蛀，而含辛辣、苦味成分（如花椒、干姜、黄连等）的药材一般不易被虫蛀；质地柔润的药材（如地黄、红参、党参等）在潮湿情况下容易生虫，而质地坚硬致密的药材（如桂枝、石决明等）不易生虫。

（3）变色　中药材的变色是指因采收加工、储存保管不当而引起中药自身固有色泽发生改变的现象。由于保管不善或者贮存日久，部分药材的颜色可由浅变深，如白芷、泽泻等可由白色变为黄色；部分药材的颜色可由深变浅，如黄芪、黄柏等；也有部分药材可由鲜艳变暗淡，如红花、大青叶等。颜色是中药材及饮片品质的标志之一，颜色的变化既可造成中药外观的混乱，也预示着中药质量的变化。

（4）泛油　泛油又称"走油"，是指药材中所含挥发油、油脂和糖类等成分，因受热或受潮而在其表面出现油状物质，或返软、发黏、颜色加深，发出油败气味的现象。泛油是一种酸败变质现象，对药物的有效性和安全性均可产生影响。

某些含动物脂肪（海狗肾、鹿筋等）、植物油脂（杏仁、柏子仁等）、挥发油（丁香、当归等）类的药材，受热可使内部油脂溢于表面；某些含糖（如天冬、枸杞子等）、黏液质（如麦冬、怀牛膝等）类的药材，可因受潮返软、外表发黏、色泽加深。

（5）气味散失　气味散失是指一些含有易挥发成分（如挥发油）的中药，由于储存不当而造成固有气味变淡薄或散失的现象，如薄荷、细辛、白芷、荆芥、冰片等。中药的气味是其质量好坏的重要标志之一。如果储存环境差，如温度升高、湿度增大、包装不严或贮存日久，都可引起芳香性成分散失，导致药效降低。

（6）风化　风化是指含有结晶水的无机盐矿物类药材逐渐失去结晶水而变成粉末状态的现象。风化既影响中药的外观性状，又影响其内在质量。如中药明矾 $[KAl(SO_4)_2 \cdot 12H_2O]$、芒硝（$Na_2SO_4 \cdot 10H_2O$）等。

（7）潮解溶化　潮解溶化是指含可溶性糖或无机盐成分的固体中药，吸收潮湿空气中的水分，在湿热条件影响下，其表面慢慢溶化成液体状态的现象。

笔记

潮解溶化不仅影响药材的外观性状和内在质量，还易黏附包装。易潮解的中药如硼砂、硇砂、青盐、咸秋石等。

（8）粘连　粘连是指某些熔点较低的固体树脂类药材及一些动物胶类受热或受潮后粘连或结块的现象。如鹿角胶、阿胶、没药、乳香等。

（9）升华　升华是指在一定温度下，中药由固体直接变为气体的现象。如樟脑、冰片、薄荷脑等。导致数量减少，疗效降低。

🌐 知识拓展

黄芩储存不当变绿的原因

黄芩为唇形科植物黄芩的干燥根，其主要成分是黄芩苷。当储存或炮制不当时，黄芩苷易被共存的酶水解生成黄芩素，黄芩素分子中具有邻三酚羟基，性质不稳定，易被氧化成醌类化合物而显绿色，这是黄芩储存不当变绿的主要原因。

2. 中药材和饮片常见的质量变异原因及防治原则

中药材及饮片在储存过程中发生的质量变异现象，主要受药材本身的性质和外界环境因素影响。

（1）自身因素　药材含水量以及药材所含化学成分的性质是影响药材质量变异的主要自身因素。

① 药材含水量　中药含水量是指中药中水分的重量，常以百分比表示。测定中药含水量，可按《中国药典》（2020 年版）药材和饮片取样法取样，按水分测定法测定药材含水量。含水量的高低直接影响药材的质量，含水量过高易导致发霉、虫蛀、潮解溶化、软化粘连、腐烂等现象的发生；含水量过低又可出现风化、干裂等现象。因此必须将药材的含水量控制在合理范围内。

② 药材化学成分　药材所含化学成分种类复杂、性质各异，在加工、炮制和储存过程中可不断发生变化，以致影响疗效。因此储存过程中要在系统了解药材所含化学成分及其性质的基础上，创造良好的仓储条件，防止药材变质。

（2）环境因素　引起中药变质的环境因素较多，如空气、湿度、温度、日光等。这些因素可以引起药材含水量的改变及发生复杂的物理或化学变化，导致药材质量变异。

① 空气　空气中的氧和臭氧是氧化剂，对药材的变质起着重要的作用。某些含挥发油、脂肪油、糖类等成分的药材，在贮藏中接触空气可以发生氧化、酸败、分解，引起泛油；某些含酚类物质的药材可因氧化而变色。中药材成分的氧化情况与贮藏时间呈正比。

② 湿度　空气湿度是影响药材质量变异的重要因素。它不仅可引起药材的物理、化学变化，而且能导致微生物繁殖及害虫生长。药材的含水量与空气湿度有密切关系，储存时一般要求空气的相对湿度在 60%～70% 之间。当相对湿度超过 75% 时，药材会吸收空气中的水分，导致药材发霉、潮解、粘连、腐烂等；当相对湿度低于 35% 时，药材的含水量又会逐渐下降，出现风化、干裂等现象。

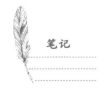

笔记

③温度　一般来说，药材中化学成分在常温（15～20℃）下是比较稳定的。当温度升高，不仅可使药材所含水分蒸发，重量减少；又可加速氧化、水解等化学反应，促使化学成分迅速变化。其中挥发油的挥发会加快，气味减弱或散失；含糖及黏液质的饮片易发霉、生虫、变质；含油脂的药材易酸败、泛油；胶类及树脂类易变软、粘连；外表油润的炮制品易失润。相反，在低温环境下，一般药材都不易发生变质。但是温度过低，对某些新鲜的药材如鲜地黄、鲜石斛等，或某些含水量较多的药材也会产生不利的影响。

④日光　日光在药材储存过程中有利有弊。日光照射，可以使药材干燥，可杀死部分霉菌和害虫，防止药材霉变和虫蛀；但也可导致药材变色、气味散失、挥发、风化、泛油，从而影响药材的质量。如薄荷等芳香挥发性成分的药材，常经日光照射，不仅变色，而且会使挥发油挥发，降低产品质量。红花等花类药材，常经日光照射，不仅色泽渐渐变暗，而且易变脆、散瓣。

⑤霉菌　包括毛霉、黄曲霉、黑曲霉、灰绿青霉、黄绿青霉等，其生长繁殖深受环境因素的影响。一般室温在20～35℃，相对湿度在75%以上，空气中的霉菌孢子如果散落在药材表面，在足够的营养条件下，即萌发为菌丝，菌丝能分泌酵素，溶蚀药材及其内部组织，使药材腐败、变质而失去药效。尤以含糖类、淀粉、蛋白质及黏液质等营养物质的药材，如瓜蒌、淡豆豉等，极易感染霉菌而发霉，腐烂变质。

⑥虫害　一般温度在18～35℃，药材含水量在13%以上，空气的相对湿度在70%以上，最适宜谷象、米象、大谷盗、药谷盗、烟草甲虫及粉螨等害虫的生长繁殖，导致虫蛀的发生，进而破坏药材的有效成分并污染药材。所以药材入库储存前一定要充分干燥，密闭或密封保管。

此外，仓鼠在药材储存保管过程中可盗食、污染药材，破坏包装，传播病毒和致病菌，也是导致药材质量变异的原因之一。

（二）中成药的质量变异现象和原因

1. 中成药的质量变异现象

中成药养护不当也会发生质量变异。最常见的变异现象包括霉变、虫蛀、酸败、挥发、浑浊等。霉变、虫蛀等内容参见中药材、中药饮片的质量变异现象和原因内容。

（1）酸败　亦称酵解，药物经日光照射或高温，会产生发酸、酸败的现象而不能药用。常发生酸败的成药有：糖浆剂、煎膏剂、合剂、酒剂、软膏剂等。因此此类中成药要避光储存。

（2）挥发　高温下，中成药所含的挥发油散失或走油。含有挥发油和乙醇的成药，如藿香正气水、十滴水、风油精、云香精等，遇热后易挥发。乙醇挥发后醇浸出物可发生沉淀，从而使药物失去有效成分。因此此类药宜低温储存。

（3）浑浊沉淀　液体中成药的常见变质现象。中成药的液体制剂，在低温条件下易产生沉淀。如口服液、糖浆剂和某些注射剂，因性质不稳定，久贮后易发生沉淀或变质；酒类制剂，因封口不严，乙醇挥发，溶剂浓度改变而产生

笔记

沉淀、变色、浑浊等现象。故此类中成药宜在温度适宜的冷库储存。

2.中成药常见的质量变异原因

中成药在贮存过程中，外界因素是影响其质量变异的主要因素。这些外界因素包括温度、湿度、日光、微生物、害虫、包装容器以及储存时间等。

（1）包装容器　包装容器是直接盛装和保护药品的器具。选择合适容器储存中成药，不仅可以保护中成药的完整和清洁，更重要的是能避免外界温度、湿度、有害气体和阳光等的影响，防止微生物、虫害等的侵蚀，保证药品质量。

包装容器种类很多，质量有别，对药品的影响也不一样，常用的包装有玻璃容器、瓷制容器、金属容器、铝箔包装、塑料包装、纸包装等。

（2）贮存时间　中成药都有有效期，只是长短不同。中成药由于组成成分复杂，出厂时虽是合格品，但随着贮存时间延长，以及受到内外因素的影响，易出现质量问题。故对药物必须有一个时限性概念。

中成药贮存时间过长，药品会发生不同程度的变质，最终不能应用，特别是易受潮湿、温度、光线、空气等因素影响的药品。例如，有些中成药含有芳香性成分，若贮存时间过久，其芳香成分易挥发散失，因而使药效下降或丧失；碱性较强的中成药贮存时间过长会逐渐腐蚀药瓶或安瓿而使其脱片，最后造成药品不能使用；易风化或潮解的中成药在湿度影响下，随着贮存时间增长，其风化潮解会越来越严重；有的中成药贮存过久会发霉、虫蛀、变质。因此，为了保证药品的有效性和安全性，必须根据 GSP 要求对近效期药品进行预警。

二、中药的入库验收和质量检查

为了保障临床用药的安全有效，在中药入库前，必须进行质量验收；入库后，进行必要的储存与养护。

（一）中药入库验收的基本要求

为保证入库中药数量准确、质量完好，防止假冒、伪劣中药入库，GSP 要求企业对所购中药的包装、品种的真伪、质量的优劣进行全面检查，对符合要求的予以接收入库，对不符合要求的予以拒收，并建立相应的记录。实施批准文号管理的中药饮片、中成药还应当记录批准文号。验收不合格的应当注明不合格事项及处置措施。

1.验收人员

从事中药材、中药饮片验收工作的，应当具有中药学专业中专以上学历，或者具有中药学中级以上专业技术职称；直接收购产地中药材的验收人员应当具有中药学中级以上专业技术职称，且应当专职专岗，不得兼职其他业务工作，还要进行与其职责范围和工作内容相关的岗前培训和继续培训，身体健康（应当进行岗前及年度健康检查，并建立健康档案），无传染病史。

2.验收场所

企业应有与其经营规模相适应（大型企业不少于 50m²；中型企业不少于 40m²；小型企业不少于 20m²）、光线充足、清洁干燥、符合卫生要求的验收场

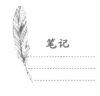
笔记

地。验收业务应在待验区进行。

3.验收设备

验收应有必要的验收设备，包括白瓷盘、剪刀、放大镜、采样器（又称探子，检查细小的果实、种子类药材）、标本等。

（二）验收依据

国产中药根据《中华人民共和国药典》（2020年版）（一部）及国家药品监督管理局规定的相关标准、《全国中药炮制规范》及各地方炮制规范、《中药饮片质量标准通则（试行）》等进行验收。

进口中药依照《药品进口管理办法》《进口药材管理办法（试行）》以及进货合同和入库凭证上所要求的各项质量规定进行验收。

（三）取样原则

抽取样品前，应注意品名、产地、规格等级及包件式样是否一致。检查包装的完整性，清洁程度以及有无水迹、霉变或其他物质污染等情况，并详细记录。凡有异常情况的包件应单独检验并拍照。

同批药材取样，数量总包件数不足5件的，逐件取样；5～99件，随机抽5件取样；100～1000件，按5%比例随机取样；超过1000件的，超过部分按1%比例取样；贵重药材无论包件多少均逐件取样。

取样方法，对破碎的、粉末状的或大小在$1cm^3$以下的药材和饮片，可用采样器（探子）抽取样品；对包件较大或个体较大的药材，根据实际情况抽取有代表性的样品。每一包件至少在2～3个不同部位各取样品1份；包件大的应从10cm以下的深处在不同部位分别抽取。

对每一包件的取样量，一般药材和饮片抽取100～500g；粉末状的药材和饮片抽取25～50g；贵重药抽取5～10g。最终抽取的供检品量一般不得少于检验所需用量的3倍，即1/3供检用，1/3供复核用，1/3留样保存。注意取样要有代表性和均匀性。

（四）验收内容和方法

1.中药材的验收内容与方法

（1）数量验收 数量验收应根据随货同行单或相关凭证与实物核对，检查数量是否准确，不符合要求的，要查明原因，及时处理。

（2）外包装检查 中药材应有外包装（标注品名、数量、产地、供货单位、毛重、净量等），并附有质量合格证。外包装应无松散、破漏、油渍、潮湿；周围及四角应无虫迹。内层防潮衬纸及内包装应无破碎、渗漏等。凡包装有异常的应单独存放，查明原因，及时处理。

（3）性状鉴定 根据《中国药典》对各品种性状内容的描述，主要通过眼看、手摸、鼻闻、口尝、水试、火试等方法，观察药材的形状、大小、色泽、表面特征、质地、断面特征、气味等，发现性状异样，及时抽样送质检部进行显微鉴别和理化鉴别。

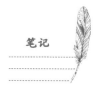

笔记

（4）纯度与内在质量检查　根据《中国药典》的要求，检查中药材含水量、灰分及杂质是否在安全限度以内。对当年产的新货或当地直接收购的药材，更应注意其水分含量，水分过大的必须进行干燥。杂质较多的需做净制处理等。对要求做浸出物和含量测定的药材，根据药典进行相关指标测定，符合规定要求的方能入库。

（5）毒、麻、贵细药材的验收　毒、麻、贵细药材验收必须实行双人验收制度，逐件逐包进行验收，如发现原包装异样或短少，验收员应写出报告并及时查明原因。

2.中药饮片的验收内容与方法

（1）查验相关证明文件及运输状况　根据采购记录，查看随货同行单、药品质量检验报告书。随货同行单应为打印单据，并加盖供货单位药品出库专用章原印章，随货同行单及印章应与首营企业档案中留存的式样一致。检验报告书需加盖供货单位药品检验专用章或质量管理专用章原印章。验收进口中药饮片要有《进口中药饮片注册证》或《医药产品注册证》《进口中药饮片检验报告书》或注明"已抽样"字样的《进口中药饮片通关单》。

检查运输工具是否为封闭式货物运输工具，是否符合合同约定的在途时限，运输途中有无雨淋、腐蚀、污染等可能影响药品质量的现象。

（2）数量和外包装的验收　与中药材验收内容相似，检查数量、外包装（标注品名、规格、产地、生产企业、产品批号、生产日期等）及质量合格标志等。实施批准文号管理的中药饮片包装上还必须注明批准文号。

（3）外观性状检查　检查方法与中药材相似，主要通过眼看、手摸、鼻闻、口尝等方法，根据饮片的性状特征和炮制要求来鉴别真伪、优劣，以及片型是否符合规定，是否有该制不制或以生代制等情况。若有性状异样，应参照《中国药典》进行显微和理化鉴别，以帮助鉴别真伪。

（4）纯度检查　根据《中国药典》所规定的方法测定含水量、灰分含量（总灰分和酸不溶性灰分）和杂质含量等。切制饮片含水量不应超过10%～12%，片形均匀、整齐、色泽鲜明，表面光洁，无污染，无泛油，无整体片、连刀片、斧头片、翘边等。不规则片不得超过15%，灰屑不超过3%。若不符合规定，需要进行相应的加工，符合规定后再入库。

（5）内在质量验收　根据《中国药典》规定方法，对检品进行浸出物、物理常数、挥发油含量等方面的测定，运用高效液相、气相、薄层扫描等色谱法对其活性成分或特征成分、有毒成分、有害物质等进行含量测定，据此判断真伪优劣。此外，还应进行卫生学检查

（6）毒、麻饮片的验收　包装符合规定；实行双人验收、双人签字的制度。

3.中成药的验收内容

依据法定质量标准、合同质量条款，对中成药的品名、质量、合格证、批准文号、生产批号、注册商标、标签、包装、规格、数量、生产厂名与厂址、说明书进行验收。还需进行外观检查、内在质量（包括水分、重量差异、装量差异、溶散时限、微生物限度、崩解时限）等检查。《中国药典》（2020年版）（一部）收载的中成药剂型有30多种。常用中成药剂型及其外观质量要求见表3-6。

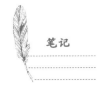
笔记

表3-6 常用中成药剂型及其外观质量要求

剂型	外观质量要求
丸剂	形状圆整、大小均匀、色泽一致；大蜜丸应细腻滋润，软硬适中，无皱皮；蜡丸表面应光滑、无裂纹，丸内不得有蜡点和颗粒
散剂	干燥、疏松、混合均匀，色泽一致
颗粒剂	干燥、均匀、色泽一致，无软化、吸潮、结块、潮解等现象
片剂	完整光洁、色泽均匀，有适宜的硬度
糖浆剂	澄清，在贮存期间不得有发霉、酸败、产气或其他变质现象
煎膏剂（膏滋）	无焦臭、异味，无糖结晶析出
合剂（口服液）	澄清，不得有发霉、酸败、异物、变色、产气或其他变质现象，允许有少量摇之易散的沉淀
胶囊剂	整洁，不得有黏结、变形、渗漏或外壳破裂现象，并应无异臭
酒剂	静置后澄清，允许有少量摇之易散的沉淀
膏药	油润细腻、光亮、老嫩适度，摊涂均匀，无飞边缺口，加温后能粘贴于皮肤上且不移动；其中黑膏药应乌黑、无红斑，白膏药应无白点
注射剂	外观完整，无破损开裂；封口严密，印字清晰。溶液型注射剂应澄明，无结晶析出，无浑浊沉淀和可见异物。乳液型注射剂应稳定，不得有相分离现象。静脉推注用乳液型注射液和乳液型静脉输液分散相球粒的粒度90%应在1μm以下，不得有大于5μm的球粒
栓剂	外形应完整光滑，能融化、软化或溶化，有适宜的硬度

（五）对验收中发现的问题的处理

药品验收中，可能会发现诸如货单不符、数量短缺、包装破损、标志不清、证件不齐、质量不符合要求等问题，应区别不同情况，及时处理。

1.件数不符

在大数点收中，如发生件数与随货同行单所列不符，应立即在随货同行单上批注清楚，按实数签收。同时，仓库管理人员将查明短少药品的品名、规格、数量通知采购部门联系供货方，经供货方确认后，由采购部门确定并调整采购数量后，方可收货。

2.包装异状

接收药物时，如发现包装有异状，仓库管理人员应会同送货人员开箱、拆包检查，查明确有残损或细数短少情况，由送货人员出具药品异状记录，或在送货单上注明。同时，应另行堆放，等待处理。

3.药品异状损失

指接货时发现药品异状和损失的问题。在大数点收的同时，对每件药品的包装和标志要进行认真查看，如果发现异状包装，必须单独存放，并打开包装详细检查内部药品有无短缺、破损和变质。逐一查看包装标志。

4.细数不符

在开箱、拆包核点药品细数时，如发现细数不符，应通知采购部门，由采购部门联系供应商。

5.质量问题

开箱、拆包验收而发现药品有残损、变质情况，仓库管理人员应将残损药

笔记

品另列，好、坏分开堆存，保持原状，并及时通知供应商，以便检查和处理。对真伪优劣难以确定或有质量疑问的中药，应按规定取样，同时填写质量反馈单，送质量检验室进行鉴定或检测。

6.中药的拒收

对验收不合格的中药，应填写中药拒收报告单，报质量管理部门审核，签署意见后通知业务部门，并存放于不合格药品区内。

三、中药的储存与养护

（一）中药材的分类储存与保管

中药材包括植物药、动物药和矿物药。我国传统上根据药用部位，将中药材分为根与根茎类；叶、花、全草类；果实与种子类；茎、皮类；菌类；树脂类；动物类；矿物类及其他类等。为了采用针对性强的保管措施，保障药材质量，企业通常根据入库药材的性质和药用部位进行分类储存保管。

1.根及根茎类药材

根及根茎类药材个体肥大，干燥后多质地坚实，耐压性强。由于其来源不同，所含成分复杂，多易受外界因素影响而变质。因此对根及根茎类药材的储存，应根据储存性能，实行分类储存。

（1）储存条件

① 库房选择　选择阴凉干燥库房，具备通风、吸湿、熏蒸等设施。高温梅雨季节前要进行熏仓防霉、杀虫，有些品种可移至气调库房、密封库房或低温库房。

② 温湿度管理　严格温湿度管理。对于易霉变、虫蛀、泛油的药材，库温应控制在25℃以下，相对湿度35%～75%。

③ 货垛管理　货垛应经常检查，防倾斜倒塌。易泛油药材的货垛，不宜过高过大，注意通风散潮；含淀粉、糖分和黏液质的药材，受潮受热易粘连结块甚至发酵，宜堆通风垛，保持空气流畅。如黄精、玉竹、地黄、山药、天冬、天花粉等。

（2）储存实例

① 三七　本品为五加科植物三七的干燥根和根茎。水分不得过14.0%，置阴凉干燥处，防蛀。三七的干燥品置干燥通风处，每年夏季暴晒1～2次，较易保管。但受潮容易发霉，亦可生虫，故夏季最好贮于石灰密封箱或坛中，切忌受潮。

② 葛根　本品为豆科植物野葛的干燥根。水分不得过14.0%，置通风干燥处，防蛀。本品含大量淀粉、黄酮类物质，在储存过程中易吸潮生霉，引起总黄酮含量显著下降；因含大量淀粉，害虫危害也常有发生，虫害较轻时，外表面不能观察到虫迹，用力敲震能见到虫粉；虫害严重时，不仅蛀成众多小孔，也能破坏纤维。如将其含水量控制在10%以下，贮藏于相对湿度70%以下的环境中，即能安全贮藏。

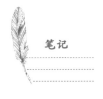
笔记

2.花类药材

花类药材多呈不同颜色，且色泽鲜艳，有芳香气味。若储存不当可吸湿返潮、变色、霉变、虫蛀、气味散失，质地疏松的花还易散瓣。鉴于上述情况，花类药材宜采用阴干或晾晒法干燥，避免火烤、暴晒。

（1）储存条件

① 库房选择　宜选用干燥阴凉库房，既要保持色香，又要防止串味。可设花类专用库房，用木箱或纸箱包装，分类储存，注意洁净，防止污染。避免用硫黄熏仓。

② 温湿度管理　注意防潮，相对湿度控制在 70% 以下，温度不超过 25℃。

③ 货垛管理　货垛不宜过高，应适当通风，避免重压和阳光直射，防止花朵受损、垛温升高。一般垛温高于库温 4℃ 时即应倒垛以降温散湿，防止引起"冲烧"。

（2）储存实例

① 菊花　本品为菊科植物菊的干燥头状花序。水分不得过 15.0%，置阴凉干燥处密闭保存，防霉，防蛀。本品含有挥发油等成分，受潮后极易生虫，梅雨季节更易霉烂、变色、变味；透风则易散瓣。宜贮藏于干燥、阴凉的库房中，相对湿度最好 70% 以下，可采用石灰干燥法保存。

② 金银花　本品为忍冬科植物忍冬的干燥花蕾或带初开的花。水分不得过 12.0%，置阴凉干燥处，防潮，防蛀。本品含绿原酸、异绿原酸等，易虫蛀、霉变。害虫常从筒状花冠顶端开裂处蛀蚀雄蕊和雌蕊等部位，有时蛀蚀成粉或粘连成串。由于害虫发育繁殖，分泌排泄物不断增加，吸潮过多，又会引起霉变，严重时霉丝交织使金银花粘连成团。若有霉变应及时晾晒，但不可暴晒或用硫黄熏，否则易变色或散瓣。贮藏方法一般应固封、压实，置阴凉干燥处。以防受潮变色和走失香味。

◉ 课堂活动

夏季梅雨季节来临，某药店的西红花置于柜台实物展示，为了防止其吸潮变色，店员将其晾晒，然而导致西红花干、碎。试分析其应有的储存养护方法。

3.果实种子类药材

果实类药材组织结构变化大，成分复杂，性能各异，尤其浆果、核果等因富含糖分，故易粘连、泛油、霉变和虫蛀；果皮含挥发油，易散失香气、变色；种子类药材常富含淀粉、蛋白质和脂肪等营养物质，易酸败、泛油、生虫。

（1）储存条件

① 库房选择　本类药材宜存放于干燥通风的库房。

② 温湿度管理　库房温度不超过 30℃，注意防潮，相对湿度控制在 75% 以下。对易泛油品种，温湿度管理更应严格控制，库温不应超过 25℃。

③ 货垛管理　货垛不宜过高，避免日光直射，不宜靠近门窗。对枸杞子、桂圆肉、大枣等质地软润、不耐重压的中药，宜采用硬质材料包装盛放，并且经常检查。

笔记

（2）储存实例

① 五味子　本品为木兰科植物五味子的干燥成熟果实。水分不得过 16.0%，置通风干燥处，防霉。本品含较多的糖分和树脂状物质，冬季不易干透，因此在春天仍易返潮、发热，如不及时通风摊晾，会发霉变质。夏季应特别注意保管，经常进行检查，若内部发热，必须立即倒出晾晒，以防生霉腐烂。

② 薏苡仁　本品为禾本科植物薏苡的干燥成熟种仁。水分不得过 15.0%，置通风干燥处，防蛀。本品含薏苡素、薏苡仁酯、甾醇、淀粉等。易虫蛀，应注意检查，经常翻晒。

4.全草类药材

全草类药材常呈绿色，储存期间受温湿度和日光等影响，可发生变色。含挥发油的药材如薄荷、紫苏等，久贮后挥发油挥发，香气变淡。

（1）储存条件　本类药材不宜暴晒或高温干燥，储存的库房应干燥通风，光照勿过强。堆垛注意垫底防潮，保持清洁，避免重压破碎，定期检查、倒垛、散潮，以减少变质和损耗。

（2）储存实例　麻黄为麻黄科植物草麻黄、中麻黄或木贼麻黄的干燥草质茎。水分不得过 9.0%，置通风干燥处，防潮。本品含生物碱和挥发油，贮藏中应保持干燥通风，防受潮；避免阳光长期直接照射。若发现发霉，只能摊晾，不宜暴晒，以免麻黄遇光褪色，有效成分降低。本品按干燥品计算，含盐酸麻黄碱和盐酸伪麻黄碱的总量不得少于 0.80%。

5.树脂、干膏类药材

此类药材具有受热熔化、变软、粘连的特点，不仅会使外观变形，而且易黏附于包装或发生流失污染、生虫、发酵、变色等。

（1）储存条件　储存于干燥、阴凉、避光的库房。储存芦荟、安息香等，垛底应垫衬纸，防止流失、污染。储存有浓烈气味的品种，宜单独存放或选用防潮容器密封，避免与其他药材串味。定期检查包装，防止破损、受热外溢。

（2）储存实例　阿魏为伞形科植物新疆阿魏或阜康阿魏的树脂。水分不得过 8.0%，密闭，置阴凉干燥处。本品含挥发油，具有强烈而持久的蒜样特异臭气，宜密闭储存，避免与其他药材串味。

6.动物类药材

此类药材来源复杂，主要为皮、肉、甲、角和虫体等，如蛤蚧、刺猬皮、鳖甲、金钱白花蛇等，富含脂肪、蛋白质等营养物质。如果储存不当，极易滋生霉菌或出现虫蛀、泛油、酸败、异臭、脱足断尾现象，导致药材品质降低。

（1）储存条件　可采用带空调的专库存放，库房应具防潮、通风和熏仓防虫的条件。库温一般不超过 20℃，相对湿度控制在 70% 左右。储于专用容器中或拌花椒同贮，存放于小型密闭库房或分层存放于货架上，避免与其他药材串味。

（2）储存实例　蛤蚧为壁虎科动物蛤蚧的干燥体。本品富含脂肪油、蛋白质等，在温湿度过高、日光暴晒或库存过久接触空气等情况下，极易出现泛油、酸败、异臭及虫蛀、霉变等现象。可用木箱严密封装，常用花椒拌存，置阴凉干燥处，防蛀、防泛油、防发霉等质量变异。

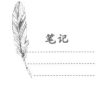
笔记

7.特殊中药

（1）细贵中药材　这类药材如冬虫夏草、番红花、西洋参等价格较高，有的品种又易虫蛀霉变，所以应存放于专用库房和容器内，严格执行细贵药材储存保管制度，注意防变质、防盗，以保证安全储存。

（2）易燃中药材　易燃中药材多为遇火极易燃烧的品种，如干漆、海金沙、樟脑、硫黄等，必须按照消防管理要求，储存在阴凉、安全的专用库房，并配有专职消防安全员和消防设施，以防止火灾和其他事故的发生。

（3）毒性、麻醉类中药　具有毒性或成瘾性的中药，如生雄黄、马钱子、生川乌、草乌、半夏等，根据国家《医疗用毒性药品管理办法》和《麻醉药品和精神药品管理条例》，对 28 种毒性中药及麻醉植物药严格进行管理。在储存保管中必须专库、专柜、专账、双人、双锁保管，严格执行记账、出入库、复核损耗等各项手续。

中药材的储存保管是一项较复杂、技术性较强的工作，在明确中药材的变质现象和原因的基础上，针对不同品种的中药，采取科学的储存保管方法，保证药材质量，才能保证临床用药安全、有效，提高企业社会效益和经济效益。

🌐 知识拓展

重点中药品种的储存

重点中药品种是指最容易发生虫蛀、霉变、泛油、变色等质量变异的品种，应当重点加强储存养护。如富含淀粉的中药材（山药、薏苡仁、白芷等）易被虫蛀，应集中存放，便于有效防治虫害发生；富含脂肪、蛋白质的种仁、动物类药材（如杏仁、柏子仁、蛤蚧、刺猬皮等），易泛油酸败，应集中存放于易调控温湿度的阴凉库，置通风干燥的小库货架上；含挥发油较多的药材如川芎、木香、肉桂、丁香等，易发生散气变味，宜集中储存，便于采取密封措施；含糖、黏液质较多的天冬、党参、牛膝等易霉变的中药材宜集中储存，便于通风去潮、防霉；易变色的花类药材，如红花、玫瑰花等，宜集中存放于避光、阴凉、干燥处，防止花类药材褪色变质。

（二）中药饮片的分类储存与保管

中药饮片种类繁多、规格复杂、形状各异。多种加工炮制手段进一步增加了其复杂性，给储存保管增加了难度。其加工过程包括净制、切制和炮制。

净制即净选加工。根据具体情况，分别采用挑选、筛选、风选、水选、剪、切、刮、削、剔除、酶法、剥离、挤压、弹、刷、擦、火燎、烫、撞、碾串等方法，以达到净度要求。

切制时，除鲜切、干切外，均需进行软化处理，其方法有喷淋、抢水洗、浸泡、润、漂、蒸、煮等。亦可使用回转式减压浸润罐、气相置换式润药箱等软化设备。软化处理应按药材大小、粗细、质地等分别处理，少泡多润，再根据要求切成一定规格的片、段、块、丝等。其厚薄、长短、大小、宽窄通常为：极薄片 0.5mm 以下，薄片 1～2mm，厚片 2～4mm；短段 5～10mm，长段

笔记

10~15mm；方块 8~12mm；细丝 2~3mm，宽丝 5~10mm。其他不宜切制的药材，一般应捣碎或碾碎使用。

除另有规定外，常用的炮制方法有炒、炙、煅、蒸、煮、炖、煨、制霜、水飞、发芽、发酵等。

中药饮片改变了原药材的形状，与空气和微生物的接触面积增加，因此更易发生泛油、霉变、虫蛀、变色等质量变异现象。仓储工作人员应针对饮片质量变异的原因采取科学的防治措施。

1. 切制类饮片

切制类中药饮片有薄片或厚片、丝、段、块等几类。由于饮片比表面积增大，与空气接触面增大，更易吸潮；与微生物接触增多更易污染，发生霉变、虫蛀等。

（1）含淀粉较多的饮片　如山药、葛根、白芍等。切片后要及时干燥，防止污染，宜置通风阴凉干燥处，防虫蛀、霉变。

（2）含糖分及黏液质较多的饮片　如熟地黄、天冬、党参等，切片后不易干燥，若储存温度高、湿度大均易吸潮变软发黏、霉变和虫蛀。故宜置通风干燥处，密封储存，防霉蛀。

（3）含挥发油较多的饮片　如当归、川芎、木香、薄荷、荆芥等。切片后储存温度亦不宜过高，防止香气散失或泛油。受潮则易霉变和虫蛀。故宜置阴凉干燥处，防蛀。

2. 炮制类饮片

（1）炒制类饮片　炒黄、炒焦、麸炒、土炒等均可使饮片香气增加，如炒莱菔子、麸炒薏苡仁、土炒山药等，若包装不严，易被虫蛀或鼠咬。故宜贮于干燥容器内，置通风干燥处，防蛀。

（2）酒、醋炙饮片　如酒大黄、酒黄芩、酒当归等酒炙饮片；醋香附、醋延胡索、醋芫花等醋炙饮片，营养增加，易污染霉变或遭虫害。应贮于密闭容器中，置通风干燥处，防蛀。

（3）盐炙饮片　如盐知母、盐泽泻、盐黄柏、盐车前子等，空气相对湿度过高时，易吸湿受潮；库温过高或空气相对湿度过低时则盐分从表面析出。故应贮于密闭容器内，置通风干燥处，防潮。

（4）蜜炙饮片　如蜜甘草、蜜黄芪、蜜款冬花等。蜜炙后糖分大，较难干燥，易吸潮发黏；营养增加，易污染霉变或遭虫害。通常贮于缸、罐内，密闭，置通风干燥处，防霉、防蛀、防潮。蜜炙品每次制备不宜过多、储存时间不宜过长。

（5）蒸煮类饮片　常含有较多水分，如熟地黄、制黄精、制玉竹等。蒸煮后易受霉菌侵染，使饮片表面附着霉菌菌丝体。宜贮于干燥容器内，密闭，置通风干燥处，防霉、防蛀。

（6）矿物加工类饮片　如芒硝、硼砂、明矾等，在干燥空气中易失去结晶水而风化，在湿热条件下又易潮解。故宜贮于缸、罐中，密闭。置阴凉处，防风化、潮解。

综上所述，储存中药饮片的库房应保持通风、阴凉、干燥，避免日光直射，

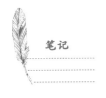

笔记

库温 30℃ 以下，相对湿度 75% 以下为宜，勤检查、勤翻晒，经常灭鼠。饮片储存容器必须合适，一般可储存于木箱、纤维纸箱中，尤以密封的铁罐、铁桶为佳。亦可置瓷罐、缸或瓮中，并置石灰或硅胶等吸湿剂。中药房饮片柜，置药斗（格斗）要严密，对于流转缓慢的饮片，应经常检查，以防霉变、虫蛀。

（三）中成药的分类储存与保管

1.中成药的分类储存

中成药的储存通常采用分类储存，即把储存地点划分为若干区，每个区又划分为若干货位，依次编号，设立货位卡，保证卡、货、账相符。按剂型和药物自身特性要求，根据内服、外用的原则，尽可能将性质相同的药物储存在一起，然后根据具体储存条件，选择每一类中成药最适宜的货位进行分类储存。

（1）一般固体中成药　如丸剂、散剂、颗粒剂、片剂等易受潮、散气、泛油、结块、发霉、虫蛀等，其中丸剂、片剂久贮易失润、干枯、开裂。宜储存于密封库房，防止吸潮霉变，并控制库温 25℃ 以下，相对湿度 75% 以下。

（2）注射剂　如复方丹参注射液、脉络宁等大小容量的注射剂，怕热、怕光，易产生沉淀、变色等澄明度不合格现象。宜储存于 20℃ 以下的阴凉库，避光、避热、防冻保存。货件堆垛不宜过高，避免重压。

（3）其他液体及半固体制剂　如糖浆剂、口服液、合剂、酒剂、酊剂、露剂、煎膏剂、流浸膏剂及浸膏剂等，多怕热、怕光，易酸败、发酵。宜储存于阴凉干燥库房，避热、避光、防冻。另外，这类成药包装体积大、分量重，宜储存于仓库的低层货架，以便于进出库。

（4）胶剂、膏药等中成药　如阿胶、鹿角胶、麝香壮骨膏等，前者受热易变软、粘连；后者易挥发散气，失去黏附力。储存时宜将内服、外用及不同性质的中成药分别储存于阴凉、密封较好的小库房或容器内，防热、防潮。

2.中成药易变质品种的养护

中成药品种繁多，组方复杂，制备工艺烦琐，有效成分又多为混合物，因此出厂后容易发生质量变化。现将常见中成药易变质品种的养护技术介绍如下。

（1）丸剂　丸剂系指原料药与适宜的辅料以适当方法制成的球形或类球形固体制剂。依据所使用辅料的不同，中药丸剂可分为蜜丸、水蜜丸、水丸、糊丸、蜡丸、浓缩丸和滴丸等。蜜丸是较易变质的一种剂型，如健脾丸、六味地黄丸等。在天气湿热时，易吸收空气中的水分而发生霉变、虫蛀；储存过久或库房干燥，蜜丸又易干枯、变硬、失润、开裂。水丸因颗粒比较疏松、与空气接触面比较大，极易吸收空气中的水分，造成霉变、虫蛀或松碎等，如龙胆泻肝丸。糊丸、浓缩丸、蜡丸除易吸潮霉变外，又有变软、性脆、易碎等特点。除另有规定外，丸剂应密封储存，防止受潮、发霉、虫蛀、变质，还应防止重压。库温 28℃ 以下，相对湿度 70% 以下为宜。除另有规定外，蜜丸和浓缩蜜丸中所含水分不得超过 15.0%；水蜜丸和浓缩水蜜丸所含水分不得超过 12.0%；水丸、糊丸、浓缩水丸所含水分不得超过 9.0%。

（2）滴丸剂　滴丸剂系指原料药物与适宜的基质加热熔融混匀，滴入不相混溶、互不作用的冷凝介质中制成的球形或类球形制剂。根据药物的性质与使

笔记

用、贮藏的要求，供口服的滴丸可包糖衣或薄膜衣。除另有规定外，滴丸剂应密封贮存，防止受潮、发霉、变质。

（3）片剂　片剂系指原料药物或与适宜辅料制成的圆形或异形的片状固体制剂。除含有主药外，还含有淀粉等赋形剂，如健胃消食片。湿度大时，易吸潮而出现松片、裂片、变色霉变等现象。除另有规定外，片剂应密封储存。宜储于密闭干燥处，遮光、避热、防潮。库温30℃以下，空气相对湿度35%～75%为宜。采用无色或棕色玻璃瓶或塑料瓶加盖密封，瓶内可加吸湿剂，也可用塑料袋或铝塑包装密封。不宜久贮，严格效期管理，先产先出，避免过期失效。

（4）散剂　散剂系指原料药物与适宜辅料经粉碎、均匀混合制成的干燥粉末状制剂。散剂因与空气的接触面比较大，极易吸潮、结块。尤其是富含淀粉或挥发性成分的散剂，还易虫蛀、霉变或成分挥发，如参苓白术散。除另有规定外，散剂应密闭储存，含挥发性原料药物或易吸潮原料药物的散剂应密封储存。生物制品应采用防潮材料包装。储存时注意防潮、防结块、防霉、防蛀，避免重压、撞击。注意检查包装是否完整，有无破漏、湿润的痕迹；同时要检查是否有结块、生霉、虫蛀现象，检查库房温湿度。

（5）胶囊剂　胶囊剂系指原料药物与适宜辅料充填于空心胶囊或密封于软质囊材中制成的固体制剂，可分为硬胶囊、软胶囊（胶丸）、缓释胶囊、控释胶囊和肠溶胶囊，主要供口服用。胶囊剂容易吸收水分而出现膨胀变形、表面失去光泽，甚至霉变、软化、粘连、破裂；库温过低或过于干燥，胶囊易破壳、漏油、漏粉；温度过高，胶囊又易熔化、粘连，如牛黄降压胶囊。

除另有规定外，胶囊剂应密封储存，其存放环境温度不高于30℃，湿度应适宜，防止受潮、发霉、变质。

（6）注射剂　注射剂系指原料药物与适宜辅料制成的供注入体内的无菌制剂。注射剂分为注射液、注射用无菌粉末与注射用浓溶液等。除另有规定外，注射剂应避光储存。若储存保管不当，极易受光、热等因素影响，发生变色、沉淀；温度过低又易"破瓶"或结冰，如清开灵注射液。冻干粉针易吸潮、变色或结块，如注射用双黄连（冻干）。因此注射剂宜储存于10～20℃的阴凉库，避光、避热、防冻保存。货件堆垛不宜过高，避免重压。

（7）糖浆剂　糖浆剂系指含有原料药物的浓蔗糖水溶液。糖浆剂含蔗糖量应不低于45%（g/mL）。易被霉菌等污染，出现霉变、分解酸败、浑浊等现象，如急支糖浆。储存时首先应符合《中国药典》（2020年版）（一部）要求，除另有规定，糖浆剂应澄清。在储存期间不得有发霉、酸败、产气或其他变质现象，允许有少量摇之即散的沉淀。盛装容器宜用清洁、干燥的棕色瓶，灌装后密封。除另有规定，糖浆剂应密封，避光置干燥处储存。堆码时注意不要倒置、重压。经常检查封口是否严密。

（8）煎膏剂　煎膏剂系指饮片用水煎煮，取煎液浓缩，加炼蜜或糖（转化糖）制成的半固体制剂，如枇杷膏、益母草膏等。药液浓度过稀或库温过高、储存时间过长，极易发霉、发酵、变酸或析出糖的结晶，从而造成质量不合格。除另有规定外，煎膏剂应密封，置阴凉处储存。防止日光直射和库房温湿度过高。

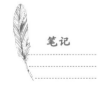
笔记

（9）合剂（口服液）　合剂系指饮片用水或其他溶剂，采用适宜的方法提取制成的口服液体制剂。单剂量灌装者也可称"口服液"。合剂若加蔗糖，除另有规定外，含蔗糖量一般不高于20%（g/mL）。除另有规定外，合剂应密封，置阴凉处贮存。如双黄连合剂、小青龙合剂、小儿退热合剂、清热解毒口服液等。

（10）酒剂（酊剂）　酒剂系指饮片用蒸馏酒提取调配而制成的澄清液体制剂。因酒精易挥发，除另有规定外，酒剂应密封，置阴凉处贮存。此外，这类成药包装体积大、分量重，宜储存于低层货架，以便于进出仓库。如国公酒。

中成药的储存与养护工作应贯彻预防为主的原则，在质量管理部门的技术指导下，依照分类储存的要求合理存放药品，实行色标管理，根据不同的剂型进行适宜的养护操作。做好库内温湿度监测、记录工作，当温湿度超出规定范围时，应及时采取降温、保温、除湿、增湿等措施。每年对库房内的中成药进行1~2次全面质量检查。平时应定期进行循环质量检查，一般品种每季度检查一次，有效期、易变质品种酌情增加检查次数。认真填写库存药品养护记录，建立药品养护档案。

四、中药的养护技术

我国中医药文化历史悠久，人们在使用中药的过程中，积累了丰富的中药保管和养护知识。常用养护方法主要有以下几类。

（一）传统养护技术

1.清洁安全养护法

清洁卫生是饮片养护的基础，主要包括饮片加工各环节注意卫生，仓库及其周围环境保持清洁、无尘，防止有害生物侵入（防虫、防鼠），做好库房安全工作（防火、防盗），这是一项最基本的养护。

2.除湿养护法

利用通风、吸湿等方法来改变库房的湿度，起到抑制霉菌和害虫活动的作用。通风是利用空气自然风或机械产生的风，把库房内潮湿的空气置换出来，达到除湿目的。吸湿是利用自然吸湿物或空气去湿机，来降低库内空气湿度，以保持仓库阴凉而干燥的环境。传统常用的吸湿物有生石灰、木炭、草木灰等，现在发展到采用氯化钙、硅胶等干燥剂除湿，也可用空调除湿吸潮。

3.干燥养护法

干燥可以除去中药饮片中过多的水分，同时可杀死霉菌、害虫及虫卵，达到防虫、防霉，久贮不变质的效果。常用的干燥方法有暴晒、烘干、摊晾、微波干燥法及远红外加热干燥法等。

其中暴晒是利用太阳热能和紫外线杀灭害虫和霉菌，此法在生产实践中应用甚广，适用于较难干燥，晒后对质量影响不大的饮片。高温烘干法适合大多数饮片。量大可用烘干机烘干，量少可在烘箱内烘烤，尤其是饮片入库前或雨季前后均可采用此方法。摊晾法则适用于芳香性叶类、花类、果皮类等，如紫苏、红花、陈皮。对于颗粒较小的粉末状饮片，可采用微波干燥或远红外加热干燥。

笔记

4.密封（包括密闭）养护法

密封养护法是通过将饮片贮于缸、坛、罐、瓶、箱等容器而与外界隔离，以尽量减少外界因素对其影响。适用于易泛油、溢糖、发霉、虫蛀，以及吸潮后不宜暴晒、烘干的品种，如人参、枸杞子等。该法常与吸湿法相结合，效果更好。现常用密封性能更高的新材料，如塑料薄膜帐、袋真空密封，或用密封库等密封储存。

饮片品种单一而数量多，库房面积又小的，宜采用仓库密封法或小室密封法；饮片品种和数量较多，而库房面积又大的，则宜采用塑料包装袋真空密封，分开堆垛的方法；若药房的库存量小，则宜采用缸、坛、罐、玻璃瓶、塑料箱等容器密闭储存；细贵饮片除可采用容器密封储存外，还可采用复合薄膜材料包装袋真空密封储存。夏季气温升高，空气中相对湿度增大，各种霉菌、害虫生长繁殖旺季宜采用密封法或密闭法。

5.对抗同贮养护法

对抗同贮养护法是用2种以上的药物同贮或采用一些有特殊气味的物品与药物同贮而起到相互克制，抑制虫蛀、霉变、泛油的一种养护方法。此法仅适用于少数药物养护，如牡丹皮分别与泽泻、山药、白术、天花粉、冬虫夏草等同贮；花椒分别与蕲蛇、白花蛇、蛤蚧、海马等同贮；大蒜分别与薏苡仁、土鳖虫、蕲蛇、白花蛇等同贮；胶类药物与滑石粉或米糠同贮；三七与樟脑同贮；荜澄茄、丁香与人参、党参、三七等同贮，均可达到防虫蛀、霉变或泛油的目的。

另外，对于易虫蛀、霉变、泛油的饮片，可喷洒少量95%乙醇或高度白酒，密封储存，达到对抗同贮的目的。

6.冷藏养护法

冷藏养护法系指采用低温方法储存中药饮片，从而有效防止不宜烘、晾的中药饮片发生虫蛀、发霉、变色等变质现象。常用的方法如使用空调、冰箱，建冷库、阴凉库等。贵重中药饮片多采用冷藏法，如蛤蟆油、人参等。梅雨季节，可将贵重的中药如人参、西洋参、枸杞子、蛤蚧等贮藏于阴凉库中以防蛀、防霉，保证质量。

（二）现代养护技术

中药养护提倡使用无残毒、无污染的药材养护法。目前主要有远红外加热干燥养护、微波干燥养护、无公害气调养护、无菌包装技术养护、气幕防潮养护、除氧剂包装封存养护和天然除虫剂养护等现代中药养护新技术。

1.远红外加热干燥养护法

远红外加热干燥是通过远红外线辐射，使被干燥物体的分子吸收辐射，导致物体变热，经过热扩散、蒸发或化学变化，最终达到干燥的目的。其优点为：干燥快捷，药材表里同时干燥、色泽均匀，具有较高的杀菌、杀虫及灭卵能力。但是凡不易吸收远红外线的药材或太厚（＞10mm）的药材，均不宜用远红外加热干燥。

2.微波干燥养护法

药材微波干燥是因药材中的水和脂肪等能不同程度地吸收微波能量，并把

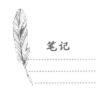

笔记

它转变为热量，既可干燥药材，又能防止发霉和生虫，又具有消毒作用。其优点为：干燥速度快、时间短、加热均匀、产品质量好、热效率高、反应灵敏。

3.无公害气调养护法

气调养护的原理是将饮片置于密闭的容器内，对影响其品质的空气中的氧浓度进行有效控制，人为地造成低氧或高浓度二氧化碳状态，抑制害虫和微生物的生长繁殖及饮片自身的氧化反应，以保持中药品质的一种方法。其优点为：无残毒、适用范围广、操作安全、无公害。

4.无菌包装技术养护法

将中药饮片灭菌，装入一个霉菌无法生长的容器内，避免再次污染的机会。在常温条件下，不需任何防腐剂或冷冻设施，在一定的时间内不会发生霉变。

5.气幕防潮养护法

气幕亦称气帘或气闸，是装在药材仓库房门上，配合自动门以防止库内冷空气排出库外、库外热空气侵入库内的装置。因为仓库内、外空气不能对流，这就减少了湿热空气进入并在库内较冷的墙、柱、地面等处形成"水凇"（即结露）的现象，从而达到防潮的目的，保持仓储药材的干燥。

6.除氧剂包装封存养护法

除氧剂是经过特殊处理的活性化学物质，它和空气中的氧起化学反应，从而达到除氧的目的。将这种活性物质制成颗粒状、片状并包装，与需要保管的药材封装在密封容器中，就能保证药材物品不长霉、不生虫、不变质。

7.天然除虫剂养护法

利用天然植物除虫菊、天名精、灵香草、闹羊花、吴茱萸、花椒（叶和果）、柑橘（皮与核）、辣蓼、大蒜、黑胡椒、柚皮、野蒿、芸香、山苍子（油）、苦楝、臭椿、千里光、算盘子、姜粉、干辣椒、黄豆粉、茶油等，分别采用混入、喷雾的方法，与中药材共同密闭储存，可起到防虫作用。

总之，随着科学技术的发展以及未来多学科相互协作，中药养护技术一定会进一步得到完善与提高。

同步测试

单项选择题

1.含淀粉多的饮片易（　　）。

A.潮解 　　　　　　　　　　　　B.泛油

C.虫蛀 　　　　　　　　　　　　D.变色

2.下列中药具有升华性的是（　　）。

A.硼砂 　　　　　　　　　　　　B.芒硝

C.明矾 　　　　　　　　　　　　D.樟脑

3.引起饮片质量变异的内因是（　　）。

A.水分 　　　　　　　　　　　　B.湿度

C.空气 　　　　　　　　　　　　D.温度

4.下列不属于中药质量变异现象的是（　　）。

笔记

A. 发霉
B. 风化

C. 变脆
D. 潮解

5. 含油脂多的饮片易（   ）。

A. 腐烂
B. 泛油

C. 潮解
D. 发霉

6. 中药饮片极薄片厚度为（   ）。

A. 0.5 mm 以下
B. 0.8 mm 以下

C. 1mm 以下
D. 0.2 mm 以下

7. 散气走味指含有易挥发的成分如（   ）由于储存保管不当而造成的挥散损失。

A. 脂肪油
B. 动物油

C. 挥发油
D. 甘油

8. 下列哪项不属于中药材的验收？（   ）

A. 数量验收
B. 批准文号、生产批号的检查

C. 纯度验收
D. 内在质量检查

9. 药材的性状、大小、色泽、表面特征、质地、气味等内容属于（   ）。

A. 显微鉴别
B. 纯度检查

C. 理化鉴别
D. 性状鉴定

10. 果实、种子类药材的温湿度要求应为（   ）。

A. 温度 30℃以下、相对湿度 75% 以下

B. 温度 30℃以上、相对湿度 75% 以上

C. 温度 25℃以下、相对湿度 70% 以下

D. 温度 25℃以上、相对湿度 70% 以上

参考答案   1～5：CDACB   6～10：ACBDA

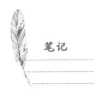

笔记

项目六

特殊管理药品的储存养护

学习目标

知识要求

- 掌握特殊管理药品的储存要求。
- 熟悉特殊管理药品的相关法规管理要求。
- 了解特殊管理药品的分类。

技能要求

- 掌握特殊管理药品的品种与名称。
- 能够正确对特殊管理药品进行储存操作。

📹 扫一扫 **数字资源3-6 特殊管理药品的储存养护视频**

根据《中华人民共和国药品管理法》的相关规定，国家对麻醉药品、精神药品、医疗放射性药品实行特殊管理。国务院发布并实施了《麻醉药品和精神药品管理条例》《医疗用毒性药品管理办法》《放射性药品管理办法》。因此，麻醉药品、精神药品、医疗用毒性药品、放射性药品是法律规定的特殊管理药品，简称为"麻、精、毒、放"。

一、麻醉药品和精神药品的分类与储存养护

（一）麻醉药品和精神药品

麻醉药品是指具有依赖性潜力，不合理使用或者滥用可以产生生理依赖性和精神依赖性（成瘾性）的药品、药用原植物或者物质，包括天然、半合成、合成的阿片类、可卡因、大麻类等。如临床上使用的镇痛药吗啡、哌替啶（度冷丁）、枸橼酸芬太尼等；镇咳药阿桔片、磷酸可待因糖浆等。

精神药品是指作用于中枢神经系统，使之兴奋或者抑制，具有依赖性潜力，不合理使用或者滥用可以产生药物依赖性的药品或者物质，包括兴奋剂、致幻剂、镇静催眠剂等。如去氧麻黄碱、三唑仑、地西泮（安定）、咖啡因等。

🌐 **知识拓展**

麻醉药品和精神药品目录

麻醉药品目录和精神药品目录由国务院药品监督管理部门会同国务院公安部

笔记

117

（门）、国务院卫生主管部门制定、调整并公布。目前，我国规定管制的麻醉药品有 121 种，一类精神药品有 68 种，二类精神药品有 81 种。

（二）麻醉药品的分类

1. 按来源及化学成分分类

阿片类，如阿片粉、阿片酊、阿桔片；可卡因类，如辛可卡因注射剂；吗啡类，吗啡阿托品注射液、吗啡片剂；大麻类，大麻与大麻制品；合成麻醉药类，哌替啶（度冷丁）。

2. 按剂型分类

注射剂，如美沙酮注射剂；片剂，如阿法罗定片；糖浆剂，如磷酸可待因糖浆；散剂，如阿片粉；透皮贴剂，如芬太尼透皮贴剂；栓剂，如阿片全碱栓剂等。

3. 按临床应用分类

麻醉用（辅助麻醉和麻醉诱导与维持用），如舒芬太尼、瑞芬太尼；镇痛用，如双氢可待因、芬太尼、哌替啶；镇咳用，如阿桔片等。

（三）精神药品分类

精神药品按使人体产生的依赖性和危害人体健康的程度，分为第一类与第二类精神药品。第一类精神药品：氯胺酮、去氧麻黄碱、三甲氧基安非他明、苯丙胺、三唑仑等。第二类精神药品：地西泮、咖啡因、去甲伪麻黄碱、异戊巴比妥、阿普唑仑等。

第一类精神药品的管理同麻醉药品管理一样，不能零售，只能在具有麻醉药品和第一类精神品购用印鉴卡的医疗机构，由具有处方权的执业医师开具处方后方可使用。第二类精神药品可由具有销售资格的药店，凭执业医师出具的处方，按规定剂量销售，处方保存 2 年备查；一般医疗机构也可以凭处方使用。

麻醉药品和精神药品均具有两面性，合理使用是医疗必需品，可以解除患者病痛；然而，使用不当或滥用会影响公众身心健康和生命安全。因此，必须对其生产、供应和使用等环节实施特殊管理。

知识拓展

毒品

毒品是指某些被国家管制的、被滥用的，有依赖性或成瘾性的物质或药物，如鸦片、海洛因、吗啡、摇头丸等麻醉药品和精神药品。此类药物的滥用会造成健康损害，并带来严重的社会、经济与政治问题。毒品必须具备依赖性、危害性和非法性三要素。毒性药品虽然毒性剧烈，但不产生依赖性，不属于毒品。

联合国麻醉药品委员会将毒品分为 6 大类：①吗啡型药物，包括鸦片、吗啡、可卡因、海洛因和罂粟植物等最危险的毒品；②可卡因和可卡叶；③大麻；④安非他明等人工合成兴奋剂；⑤安眠镇静剂，包括巴比妥类药物和甲喹酮等；⑥精神药物，即安定类药物。从毒品对人体中枢神经系统的作用来看，可分为抑制剂、兴奋剂和致幻剂。

笔记

（四）麻醉药品和精神药品的储存与养护

国家对麻醉药品、精神药品实行特殊管理。《麻醉药品和精神药品管理条例》（以下简称条例）具体规定了麻醉药品药用原植物的种植，麻醉药品和精神药品的实验研究、生产、经营、使用、储存、运输等活动以及监督管理。

《中华人民共和国药品管理法》《药品经营质量管理规范》（GSP）要求药品经营企业要建立特殊管理药品的管理制度，对麻醉药品、精神药品的验收要实行双人验收制度；麻醉药品、精神药品包装的标签或明书上必须印有规定的标志和警示说明；麻醉药品、精神药品的储存要专库或专柜存放，双人双锁保管转账记录，账物相符；储存麻醉药品、一类精神药品的专用仓库应具有相应的安全保卫措施。麻醉药品、精神药品的购进、销售、运输、使用按国家对特殊药品管理的有关规定执行。

1. 麻醉药品、精神药品的储存和养护要求

麻醉药品、精神药品的储存保管流程：入库验收 → 分类储存 → 在库保管养护 → 出库复核。

（1）购销管理要求 国家对麻醉药品和精神药品实行定点经营制度。医疗机构应当根据医疗需要，在麻醉药品和精神药品定点批发企业采购此类药品。麻醉药品和第一类精神药品不得零售，并且由全国性批发企业和区域性批发企业将药品送至医疗机构，医疗机构不得自行提货。第二类精神药品定点批发企业可以向医疗机构或者经市级药品监督管理部门批准实行统一进货、统一配送、统一管理的药品零售连锁企业销售第二类精神药品。

（2）入库验收管理要求 麻醉药品、第一类精神药品入库验收必须货到即验。至少双人开箱验收数量，验收清点到最小包装。入库验收应当采用专用账册记录，记录的内容包括：日期、凭证号、品名、剂型、规格、单位、数量、批号、有效期、生产单位、供货单位、质量情况、验收结论、验收人员双人签字。在验收中发现缺少、缺损的麻醉药品、第一类精神药品，应当双人清点登记，报医疗机构负责人批准并加盖公章后向供货单位查询、处理。专用账册的保存期限应当自药品有效期期满之日起不少于 5 年。

（3）储存养护管理要求

① 麻醉药品药用原植物种植企业、定点生产企业、全国性批发企业和区域性批发企业以及国家设立的麻醉药品储存单位，应当设置储存麻醉药品和第一类精神药品的专库。专库应当符合以下要求：安装专用防盗门，实行双人双锁管理；具有相应的防火设施；具有监控设施和报警装置，报警装置应当与公安机关报警系统联网。麻醉药品定点生产企业应当将麻醉药品原料药和制剂分别存放。

② 麻醉药品和第一类精神药品的使用单位应当设专库或专柜储存麻醉药品和第一类精神药品。专库应当设有防盗设施并装报警装置；专库应当使用保险柜，专库专柜应当实行双人双锁管理。

③ 第二类精神药品经营企业应当在药品库房设立独立的专库或者专柜储存第二类精神药品。

④ 以上单位，应当配备专人负责储存养护管理工作，并建立储存麻醉药品、第一类精神药品、第二类精神药品的专用账册。专用账册的保存期限应当自药

品有效期期满之日起不少于 5 年。

（4）出库管理要求　药品出库双人复核，对进出专库（柜）的麻醉药品、第一类精神药品建立专用账册，出库逐笔记录，记录日期、凭证号、领用部门、品名、剂型、规格、单位、数量、批号、有效期、生产单位，发药人、复核人和领用人签字，做到账、物、卡相符。

（5）过期、损坏药品的处理要求　生产、经营企业及医疗机构对过期、损坏的麻醉药品、第一类精神药品应当登记造册，并向所在地县级药品监督管理部门及卫生主管部门申请销毁，管理部门应到场监督销毁。

2.麻醉药品储存养护实例分析

以磷酸可待因糖浆为例，除遵循一般药品的入库验收、储存、保管、养护程序与工作要求外，根据特殊管理药品的要求，各环节的特殊操作如下。

（1）入库验收　货到即验；双人验收；数量点收时，要双人验收并清点到最小包装；外包装要有麻醉药品标志；验收记录，使用特殊管理药品入库验收记录单，记录日期、凭证号、品名、剂型、规格、单位、数量、批号、有效期、生产单位、供货单位、质量情况、验收结论、验收人员和保管人员签字。

（2）分类存储　按药品特性、剂型、仓储管理要求进行入库分类，在仓库的特殊管理药品区域，对入库的麻醉药品进行分类。将磷酸可待因糖浆存储在阴凉库糖浆剂区域，再根据入库药品数量、包装（如形状、体积、重量、内外包装材料特性）、包装标志（如可堆层数，贮藏项下要求遮光、密封、置阴凉处保存等）选择存储位置，结合储位条件（地面荷重定额及库房高度）确定堆码层数、堆码方式，进行堆码操作（注意符合"五距"要求，底座要稳固，避免过密、过高）或选择货架进行上架操作（注意安全操作）。然后设置货位卡，对货垛或货架堆放药品进行标记，记录入库信息。专人保管，库房加锁。

（3）在库保管与养护　根据磷酸可待因的理化特性（光照易变质）及糖浆剂的质量特性（高温易发酵酸败等）确定储存条件为避光、密闭、阴凉处保管。在库检查时注意糖浆有无渗漏、微生物污染、发酵酸败或光解等；检查储存条件是否符合该药品贮藏项下要求，否则调控库房温湿度等使之符合储存要求；检查在库糖浆品种、数量是否与账、卡相符等。

（4）出库复核　按出库单证进行拣单操作，所拣出磷酸可待因糖浆实行双人复核，复核记录内容包括日期、凭证号、收货单位或部门、品名、剂型、规格、单位、数量、批号、有效期、生产单位（或供货单位）、拣单人、复核人等，做到账、物、卡相符。专用账册的保存期限应当自药品有效期期满之日起不少于 5 年。

二、医疗用毒性药品的分类与储存养护

（一）医疗用毒性药品的分类

医疗用毒性药品（以下简称毒性药品），系指毒性烈，治疗剂量与中毒量相近，使用不当可致人中毒死亡的药品。医疗用毒性药品按毒性药品来源分为毒性中药和毒性化学药。

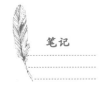
笔记

1. 毒性中药（28种）

常见毒性中药品种有：砒石（红砒、白砒）、砒霜、水银、生马钱子、生川乌、生草乌、生白附子、生附子、生半夏、生天南星、生巴豆、斑蝥、青娘子、红娘子、生甘遂、生狼毒、生藤黄、生千金子、生天仙子、闹羊花、雪上一枝蒿、红升丹、白降丹、蟾酥、洋金花、红粉、轻粉、雄黄。

2. 毒性化学药（11种）

（1）毒性化学药原料药品种　水杨酸毒扁豆碱、去乙酰毛花苷、阿托品、洋地黄毒苷、三氧化二砷、毛果芸香碱、升汞、亚砷酸钾、氢溴酸东莨菪碱、士的宁、氢溴酸后马托品。

注：士的宁、阿托品、毛果芸香碱等包括其盐类化合物。

（2）毒性化学药制剂品种　亚砷酸注射液（主要成分为三氧化二砷）。

（二）医疗用毒性药品的储存和养护

毒性药品的储存保管流程：库区验收→分类储存→在库保管养护→出库复核。

1. 毒性药品的储存养护要求

《医疗用毒性药品管理办法》中的相关要求如下。

（1）收购、经营、加工、使用毒性药品的单位必须建立健全保管、验收、领发、核对等制度。

（2）严防收假、发错，严禁与其他药品混杂，做到划定仓间或仓位，专柜加锁并由专人保管。

（3）毒性药品的包装容器上必须印有毒性药品标志，在运输毒性药品的过程中，应当采取有效措施，防止发生事故。

2. 毒性药品储存养护实例分析

以洋地黄毒苷片为例，除遵循一般药品的入库验收、储存、保管、养护程序与工作要求外，根据特殊管理药品的要求，各环节的特殊操作如下。

（1）库区验收　数量清点时，要双人验收并清点验收到最小包装；外包装标志检查，外包装要有毒性药品标志；验收记录双人签字；使用特殊管理药品入库验收记录单，记录日期、凭证号、品名、剂型、规格、单位、数量、批号、有效期、生产单位、供货单位、质量情况、验收结论，验收和保管人员签字。

（2）分类存储　按药品特性进行入库分类，在阴凉库的特殊管理药品区域对入库的毒性药品进行分类，将洋地黄毒苷片存储在片剂区域，再根据入库药品数量、包装与包装标志，结合储位条件确定堆码层数、堆码方式，进行堆码操作或选择货架进行上架操作。设置货位卡对货垛或货架堆放药品进行标记，记录入库信息，记保管账。专人保管，库房加锁。

（3）在库保管养护　根据洋地黄毒苷的理化特性及片剂的质量特性，确定储存条件：避光、密闭保管。因其有效期短（只有1年），故在库检查时注意药品的有效期，及时填写近效期药品催销表，催促销售业务部门及时销售，避免过期。检查储存条件是否符合药品贮藏项下要求，调节库房温度、湿度等储存条件，使之符合储存要求；检查药品质量是否稳定；检查药品品种、数量是否与账、卡相符等。

笔记

（4）出库复核　按出库单证进行拣单操作，所拣出洋地黄毒苷片实行双人复核，复核记录内容包括日期、凭证号、收货单位或部门、品名、剂型、规格、单位、数量、批号、有效期、生产单位（或供货单位），拣单人、复核人签字，做到账、物、卡相符。专用账册的保存期限应当自药品有效期期满之日起不少于5年。

三、其他特殊管理药品的储存养护

特殊管理药品除了前文介绍的麻醉药品、精神药品（一类、二类）、医疗用毒性药品外，还包括放射性药品、药品类易制毒化药品、蛋白同化制剂、肽类激素、终止妊娠药品、含特殊药品的复方制剂等。

（一）放射性药品的储存养护

放射性药品是指用于临床诊断或治疗族病的放射性核素制剂或者其标记药物。按医疗用途分为裂变制品、堆照制品、加速器制品、放射性同位素发生器及其配套药盒、放射性免疫分析药盒等。常用品种如氙[^{133}Xe]注射液，枸橼酸镓[^{67}Ga]注射液、邻碘[^{131}I]马尿酸钠注射液、氯化锶[^{89}Sr]注射液等。

放射性药品与其他特殊管理药品的不同之处就在于其含有的放射性核素能放射出射线，射线具有穿透性，当其通过人体时，可使组织细胞的分化与分裂活动产生异常。《中国药典》（2020年版）（二部）收载的30种放射性药物是由以下放射性核素制备的，分别是^{18}F、^{32}P、^{51}Cr、^{67}Ga、^{89}Sr、^{117}Sn、^{125}I、^{131}I、^{133}Xe、^{153}Sm、^{201}Tl。

1.放射性药品分类

（1）按核素分类

① 放射性核素本身即是药物的主要组成部分，如^{131}I 、^{125}I 等，是利用其本身的理化特性和对人体产生的生理、生化作用以达到诊断或治疗目的。

② 利用放射性核素标记的药物如邻碘[^{131}I]马尿酸钠，其示踪作用是通过被标记物本身的代谢过程来体现的。

（2）按医疗用途分类

① 用于诊断　即利用放射性药品对人体各脏器进行功能代谢的检查以及动态或静态的体外显像，如甲状腺吸^{131}I功能试验、邻碘[^{131}I]马尿酸钠肾图及甲状腺、脑、肝显像等。这类用途的放射性药品较多。

② 用于治疗　如治疗甲亢的^{131}I等。这类用途的放射性药品较少。

2.放射性药品的储存与养护要求

放射性药品的储存保管流程：库区验收→分类储存一在库保管养护→出库复核。

放射性药品应严格实行专库（柜）储存、双人双锁保管、专账记录。放射性药品的储存应有与放射剂量相适应的防护装置；放射性药品置放的铅容器应避免拖拉或撞击。

（1）库区验收　收到放射性药品时，应认真核对名称、出厂日期、放射性浓度、总体积、总强度、容器号、溶液的酸碱度与物理性状等，注意液体放射性药品有无破损、渗漏，注意发生器是否已做细菌培养、热原检查。注意放射

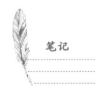

笔记

性药品的包装是否安全实用，是否符合放射性药品质量要求，是否具有与放射性剂量相适应的防护装置。包装是否分内包装和外包装两部分，外包装是否贴有商标、标签、说明书和放射性药品标志，内包装是否贴有标签。查看标签上的药品品名、放射性比活度、装量。查看说明书上的生产单位、批准文号、批号、主要成分、出厂日期、放射性核素半衰期、适应证、用法、用量、禁忌证、有效期和注意事项等。做好放射性药品入库登记。

（2）储存养护管理要求　放射性药品应由专人负责保管；建立放射性药品登记表册，在记录时认真按账册项目要求逐项填写，永久性保存；放射性药品应放在铅罐内，置于储源室的储源柜内保管，严防丢失。储存放射性药品容器应贴好标签，常用放射性药品应按不同品种分类放置在通风橱储源槽内，标志要鲜明，以防发生差错。

（3）出库管理要求　要有专人对品种、数量进行复查，出库复核记录双人签名确认。

（4）特殊情况处理　发现放射性药品丢失时，应立即追查去向，并报告上级机关。过期失效而不可供药用的药品，必须按国家有关规定妥善处置。

（二）药品类易制毒化学品的储存养护

易制毒化学品，是指国家规定管制的可用于制造麻醉药品和精神药品的前体、原料和化学配剂等物质，流入非法渠道又可用于制造毒品。

药品类易制毒化学品，是指《易制毒化学品管理条例》中所确定的麦角酸、麻黄碱等物质。

1.药品类易制毒化学品分类

易制毒化学品分为三类。第一类是可以用于制毒的主要原料，如麦角酸、麦角胺、麦角新碱、麻黄素类物质（麻黄素、伪麻黄素、消旋麻黄素、去甲基麻黄素、甲基麻黄素麻黄浸膏、麻黄浸膏粉等）；药品类易制毒化学品属于第一类易制毒化学品。第二类、第三类为可以用于制毒的化学配剂。

2.药品类易制毒化学品储存养护要求

药品类易制毒化学品的安全管理要求与麻醉药品和第一类精神药品基本相同。

（1）药品经营企业及相关单位应当按照规定制定相应的安全管理制度。

（2）药品经营企业及相关单位应当按照规定建立专用账册，专用账册保存期限应当自药品类易制毒化学品有效期期满之日起不少于2年。

（3）存放易制毒化学品的专库（柜）、专区实行双人双锁管理。药品类易制毒化学品入库应当双人验收，出库应当双人复核，做到账、物相符。

（4）按照规定配备相应的仓储安全设施；应当设置专库或者在药品仓库中设立独立的专柜、专区；专库应当设有防盗设施，专柜应当使用保险柜；储存场所应当设置监控设施，安装报警装置并与公安机关报警系统联网。

（5）药品仓储部门结合日常的验收入库、在库保管、出库验发等环节，随时进行养护工作，如按照规定监测与调节库房温湿度、验看药品包装标识、查看有效期、检查外观质量状况等，以保证质量。

（6）仓库发生药品类易制毒化学品被盗、被抢、丢失或者其他流入非法渠

笔记

道情形的，应立即报告当地公安机关和县级以上地方食品药品监督管理部门。药品入库验收和出库验发时，应同时登录符合GSP要求的医药商品购销存管理系统核对并输入验收信息，扫描并上传药品追溯信息码，满足药品追溯的要求。

（7）药品类易制毒化学品要进行重点养护。

（三）蛋白同化制剂和肽类激素的储存养护

1.蛋白同化制剂概念和类型

蛋白同化剂又称同化激素，是合成代谢类药物。具有促进蛋白质合成和减少氨基酸分解的作用，可促进肌肉增生，提高动作力度和增强男性的性特征。

常用蛋白同化制剂包括甲睾酮、克仑特罗、达那唑、雄烯二醇、双氢睾酮、乙烯雌醇、美雄诺龙、美睾酮、睾酮等。

2.肽类激素的概念和类型

肽类激素主要由丘脑下部及脑垂体等分泌器官产生，由氨基酸通过肽键连接而成。肽类激素可通过刺激肾上腺皮质生长、红细胞生成等促进人体的生长、发育，但大量摄入会降低自身内分泌水平，损害身体健康，还可能引起心血管疾病、糖尿病等。滥用肽类激素也会形成较强的心理依赖。

肽类激素常用药品有：注射用促皮质素、重组人促红素注射液、注射用绒促性素、重组人生长激素注射液、低精蛋白锌胰岛素注射液等。

蛋白同化制剂和肽类激素（胰岛素除外）不允许销售给药品零售企业。

3.蛋白同化制剂和肽类激素的储存养护

蛋白同化制剂通常需要阴凉储存，肽类激素需要冷藏储存。收货、验收、出库复核及装车发货都需要在符合温度要求的冷藏环境下进行，冷链不能出现断链。蛋白同化制剂、肽类激素应专库或专柜存放，实行专人和专账管理，有专门的验收、检查、保管、销售和出入库登记制度和记录。肽类激素药品通常需要专用冷藏柜储存。对蛋白同化制剂和肽类激素药品要进行重点养护。

蛋白同化制剂、肽类激素的验收、检查、保管、销售和出入库登记记录应当保存至超过药品有效期2年，且不少于5年。

同步测试

单项选择题

1.下列属于特殊管理药品的是（　　　）。

A.葡萄糖注射液　　　　　　　　　　B.吗啡

C.维生素C片　　　　　　　　　　　D.丹参片

2.下列属于麻醉药品的是（　　　）。

A.阿片　　　　　　　　　　　　　　B.氯化钠注射液

C.维生素E胶囊　　　　　　　　　　D.保济丸

3.下列属于精神药品的是（　　　）。

A.氯霉素滴眼液　　　　　　　　　　B.地西泮

C.复方氨基酸注射液　　　　　　　　D.维生素C片

4.下列属于毒性药品的是（　　　）。

笔记

A. 硼酸软膏   B. 大黄流浸膏

C. 生马钱子   D. 碘酊

5. 下列属于放射性药品的是（   ）。

A. 益母草膏   B. 甲硝唑栓

C. 冰硼散   D.^{32}P

6. 验收毒性药品、麻醉药品、精神药品、放射性药品等特殊药品，必须有（   ）人以上同时在场。

A. 2   B. 3

C. 4   D. 5

7. 精神类药品按使人体产生的依赖性和危害人体健康的程度分为（   ）。

A.2 类   B.3 类

C.4 类   D.5 类

8. 特殊管理药品是指毒性药品、麻醉药品、精神药品和（   ）。

A. 处方药   B. 非处方药

C. 外用药品   D. 放射性药品

9. 验收特殊管理的药品，应注意（   ）。

A. 其包装的标签或说明书有规定的标志和警示说明

B. 处方药和非处方药按分类管理要求，标签、说明书上有相应的警示语或忠告语

C. 非处方药的包装有国家规定的专有标志

D. 毒性药品按危险品要求储存

10. 储存养护专用账册要永久保存的是（   ）。

A. 麻醉药品   B. 毒性药品

C. 放射性药品   D. 精神药品

11. 特殊管理药品入库验收的人员要求（   ）。

A.2 人以上   B.2 人

C.3 人以上   D.3 人

12. 第一类精神药品和麻醉药品与第二类精神药品不同的是（   ）。

A. 可以零售   B. 不能零售

C. 凭执业医师处方销售   D. 可以批发销售

13. 第二类精神药品处方保存（   ）。

A.5 年以上   B.4 年以上

C.3 年以上   D.2 年以上

14. 放射性药品储存时应放在（   ）。

A. 铁盒   B. 铅罐

C. 玻璃瓶   D. 塑料瓶

15. 麻醉药品入库验收时应该双人清点到（   ）。

A. 最大包装   B. 外包装

C. 内包装   D. 最小包装

笔记

参考答案　1～5：BABCD　6～10：AADAC　11～15：ABDBD

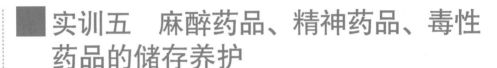

实训五 麻醉药品、精神药品、毒性药品的储存养护

【实训目的】

1.熟悉麻醉药品、精神药品、毒性药品入库分类储存操作。

2.能按要求及药品特性、包装、仓库条件、进出库规律进行麻醉药品、精神药品、毒性药品入库分类储存操作。

【实训内容】

按麻醉药品、精神药品、毒性药品要求,药品入库分类储存操作程序,针对入库特殊管理药品类型进行入库储存。

【实训提示】

先熟悉一般药品入库分类储存程序与要求,各环节工作内容;依所学特殊管理药品分类知识对入库药品进行分类;明确我国药品管理法规对该类药品的储存管理要求;熟悉库房区域划分与货位规划及货位编码方法;熟悉储存条件与药品出入库规律;熟悉药品堆码要求及堆码方法与技术;熟悉货位卡及标志规范;熟悉货位卡与保管账的记录方法与要求。

(1)麻醉药品入库前,应坚持双人开箱验收、清点、签字入库制度。麻醉药品的管理按"五专"要求管理,即专人、专柜加锁、专账、专用处方及专册登记。麻醉药品处方保存3年。注射剂除医师处方外,要交回空安瓿换药。大多数麻醉药品特别是针剂遇光易变质,故应避光保存。严格执行出库制度,出库时要由专人对品名、数量、质量进行核查,并由第二人复核,发货人、复核人共同在单据上盖章签字。

(2)一类精神药品必须严格实行专柜、双人双锁保管制度(可和麻醉药品存放在同一专柜内)。建立一类精神药品专用账目、专人登记、定期盘点,做到账、物相符,发现问题立即报告药品主管部门。一类精神药品出入库时应坚持双人验收、签字制度。对于破损、变质、过期、失效而不可供药用的品种,应按麻醉药品和精神药品管理条例执行。二类精神药品可储存于普通药库内,但必须设有专柜。

(3)毒性药品须设毒剧药柜。实行专人、专柜、专账、贴明显标签、加锁保管的方法。毒性药品应该设立专账卡,每日盘点一次,日清月结。管理人员交接时,应在科主任监督下进行交接,并在账卡上签字,严格交接流程,做到账、物相符。

(4)严格执行国务院有关麻醉药品和精神药品、医疗用毒性药品的管理条例,对各种品种按有关储存条件进行储存保管,防止由于储存保管不当而变质或损坏。由于破损、变质、过期、失效而不可供药用的品种,应清点登记,单独妥善保管,列表上报单位领导审核批准,并上报上级药品监督管理部门,听候处理。如销毁,必须由药监部门批准,在其监督下销毁,并由监销人员签字

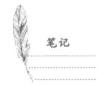

笔记

存档备查，不能随便处理。

【实训步骤】

一、实训准备

（1）每组配备出库复核台及计算机（已安装"医药商品购销存管理系统"）、打印机、打印纸、条码枪等。

（2）各类医药商品包装盒若干、打包带若干、打包机1台。

（3）每组配备药品专用周转箱1个、手推车1辆、胶带1卷、剪刀1把。

（4）纸质表单 批号检验报告、送货通知单、货物异常报告单。

二、实训过程

（1）由教师自定入库麻醉药品、精神药品、毒性药品的品种、入库数量、包装规格、库房条件（库房高度、面积、地面荷重定额），学生进行入库验收、分类储存、在库保管与养护、出库复核等模拟操作训练。

学生分组演练入库验收员、保管员、养护员、复核员等角色，并模拟操作。

（2）麻醉药品、精神药品、毒性药品的外包装和标签规定印刷图标的各种图案和颜色的组合训练。

具体步骤：货单核对→药品分类→按药品类型、包装、仓库条件、进出库规律确定储存区域及货位（或货架）→收货入库→堆码或上架→检查堆码或上架工作是否符合要求→设置货位卡及标志→记录存储信息（货位卡及保管账）→进行日常保管养护工作。

【实训结果评价】

按分类储存程序说明各环节工作内容、要求、注意事项与操作结果，最后按要求填写货位卡并记保管账。

（1）能对入库储存药品进行正确分类，明确其贮藏项下要求及相关法规的管理规定及要求。

（2）熟悉仓库条件（储存条件是否符合管理规定与要求，库房高度、可用存储容量、地面荷重、货架存储容量等）、药品特性与包装规格、包装材料性能，并据此确定合理的存储区域及货位或货架、堆码层数与形式。

（3）能按外包装标志进行搬运与堆码操作，符合"五距"要求。

（4）能按要求在货位卡与保管账上准确、规范记录相关信息。

【实训思考】

1. 一般药品的入库储存程序是怎样的？各环节工作内容与要求有哪些？

2. 不同类型特殊管理药品的储存保管有哪些管理规定？在入库分类储存各环节要注意什么？

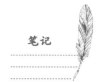

笔记

项目七

非药品类医药商品的保管养护

学习目标

知识要求

- 熟悉非药品类医药商品的储存养护要求。
- 了解非药品类医药商品的常见变质情况。

技能要求

- 熟练进行非药品类医药商品的储存和养护操作。
- 熟练解决非药品类医药商品储存养护中存在的问题。

扫一扫　**数字资源3-7　非药品类医药商品的保管养护视频**

在医药商品储存与养护工作中，相当一部分工作是非药品类医药商品的储存养护。非药品类医药商品通常包括医疗器械、保健食品、特殊用途化妆品、消毒产品、卫生杀虫剂等。

一、医疗器械的储存养护

医疗器械常见的变质现象主要是包装破损、污染、氧化分解、变质以及超过有效期等。在仓储养护工作中，医疗器械应按照说明书或者包装标志要求专库、专柜分类储存保管，也应当按照其质量特性进行合理保养与维护。

（一）医疗器械仓库设置与设施设备要求

1.仓库设置要求

医疗器械储存作业区、辅助作业区必须与生活区分开一定距离或者有隔离措施。在库房贮存医疗器械，必须按质量状态采取控制措施，实行分区管理，包括待验区、合格品区、不合格品区、发货区等，并有明显区分（同样实行待验区为黄色、合格品区和发货区为绿色、不合格品区为红色），退货产品应单独存放放。库房的条件必须符合以下要求。

（1）库房内外环境整洁，无污染源。

（2）库房内墙光洁，地面平整，房屋结构严密。

（3）库房有可靠的安全防护措施，能够对无关人员的进出实行可控管理。

（4）有防止室外装卸、搬运、接收、发运等作业受异常天气影响的措施。

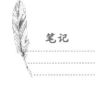
笔记

2.设施设备要求

（1）要有使储存的医疗器械与地面之间有效隔离的设备，包括货架、托盘等。

（2）具备避光、通风、防潮、防虫、防鼠等设施。

（3）有符合安全用电要求的照明设备。

（4）要有包装物料的存放场所。

（5）有特殊伴存要求的医疗器械应配备相应的存储设备。

（6）库房温湿度必须符合所经营医疗器械说明书或标签标示的要求。对有储存要求的医疗器械，必须配备可有效调控及监测温湿度的设备或仪器。

（7）批发需要冷藏、冷冻储存运输的医疗器械，必须配备以下设施设备。

①与其经营规模和经营品种相适应的冷库。

②用于冷库温度监测、显示、记录、调控、报警的设备。

③能确保制冷设备正常运转的设施（如备用发电机组或者双回路供电系统）。

④需要进行运输的企业，应根据相应的运输规模和运输环境要求配备冷藏车、保温车或者冷藏箱、保温箱等设备。

⑤对有特殊低温要求的医疗器械，必须配备符合其贮存要求的设施设备。

注：常见的特殊低温要求有 −20℃以下低温冷库（低温冰箱）或 −80℃低温冰箱。

（二）医疗器械出入库管理

1.收货验收

（1）收货　企业收货人员在接收医疗器械时，必须核实运输方式及产品是否符合要求，并对照相关采购记录和随货同行单与到货的医疗器械进行核对。交货和收货双方必须对交运情况当场签字确认。对不符合要求的货品应立即报告质量负责人并拒收。

随货同行单应当包括供货单位、生产企业及生产企业许可证号（或者备案凭证编号）、医疗器械的名称、规格（型号）、注册证号或者备案凭证编号、生产批号或者序列号、数量、储运条件、收货单位、收货地址、发货日期等内容，并加盖出库专用章。

收货人员对符合收货要求的医疗器械，必须按品种特性要求放于相应的待验区域，并通知验收人员进行验收。需冷藏、冷冻的医疗器械必须在冷库内验收。

（2）验收　验收人员必须对医疗器械的外观、包装、标签以及合格证明文件等进行检查、核对，并做好验收记录，验收记录包括医疗器械的名称、规格（型号）、注册证号或者备案凭证号、批号或序列号、生产日期、有效期或失效期、生产企业、供货者、到货日期、到货数量、验收合格数量、验收结果等内容。验收记录上必须签署验收人员姓名和验收日期。验收不合格的还必须注明不合格事项及处置措施。

对需要冷藏、冷冻的医疗器械进行验收时，要对其运输方式及运输过程的温度记录、运输时间、到货温度等质量控制情况进行重点检查并记录，不符合温度要求的必须拒收。

2.出库复核

医疗器械出库时，库房保管人员必须对出库的医疗器械进行核对，发现以

笔记

下情况不得出库，并报告质量部或质量管理人员处理。

（1）医疗器械包装出现破损、污染、封口不牢、封条损坏等问题。

（2）标签脱落、字迹模糊不清或者标示内容与实物不符。

（3）医疗器械超过有效期。

（4）存在其他异常情况的医疗器械。

医疗器械出库必须复核并建立记录，复核记录内容包括购货者、医疗器械的名称、规格（型号）、注册证号或者备案凭证编号、生产日期、生产批号、序列号、有效期（或者失效期）、生产企业、数量、出库日期等内容。

3.装车运输

需要进行冷藏、冷冻运输的医疗器械必须在冷藏环境下完成装箱、封箱工作。装车作业时要由专人负责，车载冷藏箱或者保温箱在使用前必须达到相应的温度要求。装车前必须检查冷藏车辆的启动、运行状态，达到规定温度后方可装车。

运输需要冷藏、冷冻医疗器械的冷藏车、车载冷藏箱、保温箱应当符合医疗器械运输过程中对温度控制的要求。冷藏车应具有显示温度、自动调控温度、报警、存储和读取温度监测数据的功能。

（三）医疗器械储存养护

1.入库储存

验收合格的医疗器械要及时入库，建立入库记录并登记，根据医疗器械的质量特性进行合理贮存。验收不合格的，要注明不合格事项，并放置在不合格品区，按照有关规定采取退货、销毁等处置措施。入库作业应符合以下要求。

（1）按说明书或包装标示的储存要求进行储存。

（2）搬运和堆垛医疗器械必须按照包装标示要求规范操作，堆垛高度符合包装图示要求，避免损坏医疗器械包装。

（3）储存医疗器械必须按照要求采取避光、通风、防虫、防鼠、防火、防潮等措施。

（4）按照医疗器械的储存要求分库（区）、分类存放，医疗器械与非医疗器械必须分开存放。

（5）医疗器械必须按规格、批号分开存放，医疗器械与库房地面、内墙、顶、灯、温度调控设备及管道等设施间保留有足够空隙，其中距离地面应至少10cm，距离屋顶和房梁至少30cm，距离灯垂直距离至少50cm，距离内墙、室内柱子、散热器、温控设备和管道至少30cm。

（6）非作业区工作人员未经批准不得进入储存作业区，储存作业区内的工作人员不得有影响医疗器械质量的行为。

（7）储存医疗器械的货架、托盘等设施设备必须保持清洁、无破损。

（8）医疗器械储存作业区内不得存放与储存管理无关的物品。

（9）有特殊储存要求的医疗器械以及国家重点监管的医疗器械也应与其他医疗器械分开存放。经营需特殊储存的医疗器械产品，应具备相应的专用存储条件。

（10）一次性使用无菌医疗器械、植入性医疗器械（包括安全套等）应与其他医疗器械分开存放。

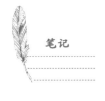

笔记

（11）医疗器械中的危险品也应与其他医疗器械分开存放。

（12）体外诊断试剂应使用专用冷藏库储存，仓库应与其他商品仓库分开设置，且库房内墙、屋顶和地面应光洁、平整，缓冲门结构严密。住宅用房不得用作仓库。

（13）储存区域应防尘、防污染、防虫、防鼠、防异物混入等。

2.在库检查与盘点

储存过程中要根据库房条件、外部环境、医疗器械有效期要求等对医疗器械进行定期检查，内容包括以下几项。

（1）检查并改善储存与作业流程。

（2）每天上午、下午不少于2次对库房温湿度进行监测记录（冷藏库实行全天24小时自动监测）。

（3）检查并改善储存条件、防护措施、卫生环境。

（4）对冷库温度自动报警装置进行检查、保养。

（5）对库存医疗器械的外观、包装、有效期等质量状况进行检查。

（6）要对库存医疗器械有效期进行跟踪和控制，采取近效期预警；超过有效期的医疗器械，必须禁止销售；放置在不合格品区，然后按规定进行销毁，并保存相关记录。

（7）要对库存医疗器械定期进行盘点，做到账、货相符。

在医疗器械经营中应根据流转情况定期进行养护和检查，并做好记录。检查中，对由于异常原因可能出现问题的医疗器械、易变质医疗器械、已发现质量问题的医疗器械的相邻批号医疗器械、储存时间较长的医疗器械等，应进行抽样送检。

对储存和陈列中出现的产品质量问题，应及时报质管部确认和处理，并将其放入不合格区存放，待查明原因后，作退货或销毁处理，处理结果应有记录。

课堂活动

1. 医疗器械仓库必须具备哪些储存条件？
2. 医疗器械应该如何保管养护？

二、保健食品的储存养护

（一）保健食品按照形态或剂型分类储存

保健食品按照生产来源通常分为食品饮料保健食品和医药保健食品两大类。食品饮料保健食品通常包括各种形态的食品类型，例如饼干、果汁饮料、乳饮料、功能性饮料、酒精饮料、食醋等；医药保健食品通常包括各种仿照口服药品剂型生产的保健食品，例如口服液、胶囊剂、片剂、膏剂、软胶囊、胶丸、颗粒剂、茶剂等。

食品饮料保健食品由于其使用量较大，通常按照食品类型单独分区或分库储存，例如保健酒、牛奶、保健饼干（降糖饼干、减肥饼干）、酸奶、保健饮料、

笔记

131

保健醋等。

医药保健食品分类储存基本按剂型分类，如颗粒剂、片剂、口服液、胶囊剂等。按剂类保管的优点是相同的剂型其性质、状态和质量变异问题基本相同，对储存有共同的要求，便于保管养护。按相同剂型分库或分区存放，有利于防止错收、错付，方便进出。此外，相同剂型的包装一致，体积大小相同，便于运输、堆码，库存整齐划一，便于养护抽查。

（二）保健食品的储存养护

储存保健食品时，应根据保健食品的性能及要求，将保健食品分别储存于常温库、阴凉库或冷库的货架上，严禁直接在地面堆码存放，并保证保健食品的质量。实际工作中通常按照每种保健食品的中、小包装上标示的【贮藏】要求进行储存。目前，我国大多数保健食品都要求阴凉保存，保质期通常为24个月。具体储存养护要求有以下几项。

1.人员、仓库设置与设施设备要求

（1）从事直接接触保健食品的员工和现场管理人员不得患有传染病、隐性传染病、精神病以及有可能污染保健食品的疾病。

（2）根据保健食品标示的储存条件，设置相应仓库。需冷藏的保健食品储存于冷藏库中，冷库温度为2~10℃；需阴凉、凉暗储存的保健食品储存于阴凉库，阴凉库温度为0~20℃；需常温储存的保健食品储存于常温库，常温库温度为10~30℃。各库房均应有避光措施，相对湿度应保持在35%~75%之间。

（3）保健食品仓库也实行分区和色标管理，具体要求与药品仓库相同。

（4）保健食品堆垛应有一定的距离间隔，与墙、屋顶的间距不少于30cm，与散热器或供热管道间距不小于30cm，与地面的间距不小于10cm，与灯的垂直间距不小于50cm。搬运和堆垛应严格遵守保健食品外包装图示标志的要求规范操作，堆放保健食品必须牢固、整齐，不得倒置。对包装易变形或较重的保健食品，应控制堆放高度，并根据情况定期检查、翻垛。

（5）应保持库区、货架和出库保健食品的清洁卫生，定期进行清扫、消毒、杀菌，并做好记录。仓库内应保持干燥、通风，地面清洁、无积水，做好防火、防潮、防热、防虫、防鼠、防霉和防污染等工作。严防保健食品被污染、鼠咬、虫蛀、发霉等现象，并防止人为污染。

（6）库房要配备窗帘、空调、灭火器、除湿机以及防盗等设施设备，定期维修，保持设施配置齐全，运转良好。

2.出入库管理与在库检查

（1）保健食品收货时要严格检查运输工具，必须采用密闭车厢，禁止敞篷运输，严禁雨淋、霜冻或阳光下暴晒，有冷藏要求的保健食品必须采用专用冷藏车、车载冷藏箱或保温箱运输；收货时要核实企业的《产品注册证》《卫生许可证》《生产许可证》等相关证件并复印存档。保健食品验收时必须包装完整，没有破损、污染、标签脱落和标示不清等现象。所有入库保健食品都必须进行外观质量检查，核实产品的包装、标签和说明书与批准的内容相符后，方准入库。应合理使用仓容，堆码整齐、牢固，无倒置现象。库仓保健食品应按保质

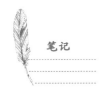
笔记

期远近依序存放，按照效期出库，按批号发货，不同批号保健食品不得混垛。

（2）应定期检查保健食品的储存条件，做好仓库的防晒、防冻准备。保健食品冷藏库和阴凉库对温湿度每天实行 24 小时连续监测和管理。常温库每日上午和下午分别对库房的温湿度进行一次检查和记录，如温湿度超出范围，应及时采取调控措施，确保保健食品储存安全。

（3）保健食品与药品、保健食品与普通食品分开储存，性质互相影响、易串味的保健食品应分区密封储存。保健食品按照产品类别分类储存，且类别标签使用恰当，放置准确，字迹清楚，标志醒目。

（4）库存保健食品按"三三四养护检查法"规定的方式进行养护，陈列的保健食品要每月一次定期检查质量，并做好养护记录。发现质量问题应立即在该保健食品货垛处悬挂"暂停发货"牌，并填写《质量问题报告表》，通知质管部复查并处理。

（5）库存保健食品要按批号顺序依次或分开堆码，所有入库产品应该分区、分类摆放在规定的区位。保管员接到出库单后，应按先产先出、近期先出和按批号发货的原则出库。出入库账目应与货位卡相符。

（6）对发现有问题的保健食品及时上报处理，建立不合格保健食品报损，防止错发或重复报损，造成账、货混乱的严重后果。不合格保健食品的确认、报损、销毁应有完善的流程和记录。

三、其他医药商品的储存养护

（一）特殊用途化妆品的储存养护

特殊用途化妆品从入库到出库的妥善保管是其质量的保证。如果保存不好，很容易发生变质。因此，特殊用途化妆品的保管要注意防污染、防晒、防热、防冻、合理摆放。

1.防污染

特殊用途化妆品在储存过程中如果环境不整洁，容易使得细菌繁殖影响储存或造成化妆品的污染。因此，要做好储存库内的清洁工作。

2.防晒

强烈的紫外线易使油脂、香料产生氧化现象和破坏色素，所以特殊用途化妆品应避光保存。

3.防热

特殊用途化妆品应储存于阴凉库或常温库，温度过高会使得乳化体遭到破坏，造成脂水分离、粉膏类出现干缩，最终导致变质失效。

4.防冻

温度过低会使某些化妆品中的水分冻结，乳化体遭到破坏，融化后质感变粗、变散，失去效用，还可能对皮肤产生刺激。

5.防潮

潮湿环境是微生物繁殖的温床。环境过于潮湿使含有蛋白质、脂质的化妆品中的细菌加快繁殖，发生变质。也有的特殊用途化妆品包装瓶或盒盖是铁制

笔记

的，受潮后容易生锈，腐蚀瓶内膏霜，使之变质。因此，特殊用途化妆品通常密封，放在通风干燥处储存。

6.合理摆放

特殊用途化妆品储存摆放时注意轻拿轻放，尤其保持中小包装的密封，防止被灰尘或其他脏物污染，防止香味散失。挤压型或按压型包装的化妆品摆放要稳定、有条理，防止因挤压而造成包装损伤，使化妆品氧化或污染。

7.遵循近效期先出原则

特殊用途化妆品的有效期一般为1～2年，一般遵循近效期先出原则，不宜长期保存，以免失效。

（二）消毒剂的储存养护

1.各类消毒剂的储存和运输要求

（1）含溴消毒剂（二溴海因、溴氯海因）　贮存于阴凉、通风干燥处，遮光、密封；防止日晒、雨淋、受潮，禁止与酸或碱、易氧化的有机物和还原物共贮共运。

（2）胍类和酚类消毒剂　阴凉、干燥、避光处保存，包装应严密，防止潮湿，堆垛要垫离地面10cm以上，垛高不超过12箱，与墙面距离保持20cm以上。运输时要密闭，装运容器要求防腐，装卸要轻拿轻放，严禁抛掷。运输时应防晒、防雨、防潮。

（3）含碘消毒剂（碘酊、聚乙烯吡咯烷酮碘、聚醇醚碘、聚维酮碘）　密封，避光，于阴凉通风处保存。按液体包装要求常规运输。

（4）过氧化物类消毒剂　应储存于通风、避光和阴凉的库房中，不得与其他化学品混存，如易燃或可燃物、强还原剂、铜、铁、铁盐、锌、活性金属粉末、毛发、油脂类。应使用危险品运输车辆运输。在运输过程中应防止日光照射或受热，不能与易燃品和还原剂混运。

（5）季铵盐类消毒剂　避光、密闭、干燥保存，不得与有毒、有害、有异味、易挥发、易腐蚀的物品同处储存。运输产品时应避免日晒、雨淋，不得与有毒、有害、有异味或影响产品质量的物品混装运输。

2.常用消毒剂的储存与运输

（1）次氯酸钙消毒剂　产品应严格密封，贮存在阴凉、干燥且通风良好的清洁处。运输时应有防晒、防雨淋等措施，装卸时应避免跌落。

（2）次氯酸钠消毒液　储存在阴暗干燥处或通风良好的清洁室内。运输时应有防雨淋等措施，装卸应避免倒置。

（3）乙醇消毒剂　包装应密封，防晒，防潮，防高温储存，严禁与易燃易爆的物品混储。装卸摆放应避免倒置。运输时应有防晒、防雨淋等措施；不得与有毒、有害、易燃易爆或影响产品质量的物品混装运输。

（4）过氧乙酸　储存时应采用塑料容器，专库储存、专人保管，禁止与还原剂、可燃物、有机物、酸碱和无机氧化剂等混合或接触。必须储存于低温、避光的阴凉处，并采取通风换气措施，防止挥发出的蒸气大量集聚形成爆炸性混合物。同时，由于其在储存中容易分解，应当注意有效期。储存过氧乙酸的容器应当留有不少于5%的容积，防止液体蒸发膨胀造成容器爆裂。腐蚀性较强，不可直接

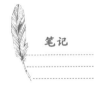
笔记

用手接触。严禁使用铁器或铝器等金属容器盛装存放，远离可燃性物质。

（5）二氧化氯消毒剂　储存于避光、阴凉、干燥、通风处，切勿与酸类、有机物、易燃物及其他强还原剂接触或共同储存。在运输时应轻装轻卸，不得倒放，防止重压、剧烈碰撞和包装破损，避免日晒、雨淋、受潮，不得与影响产品质量的物品混装运输。

（6）戊二醛消毒剂　应密封，避光贮存在阴凉、干燥、通风处。不得露天存放，不得与其他有毒物品混储。运输中不得倒置，防压、防撞、防挤，防止暴晒、雨淋，车辆应该保持干燥。

（7）高锰酸钾　强氧化剂，遇硫酸、铵盐或过氧化氢能发生爆炸，遇甘油、乙醇能引起自燃，与有机物、还原剂、易燃物如硫、磷等接触或混合时有引起燃烧爆炸的危险。储存于阴凉、通风的库房。远离火种、热源。库温不超过32℃，相对湿度不超过80%。包装密封应与还原剂、活性金属粉末等分开存放，切忌混储。搬运时要轻装轻卸，防止包装及容器损坏。

（8）洁尔灭溶液（苯扎氯铵溶液）　遮光，密闭保存。

（9）新洁尔灭（苯扎溴铵溶液）　遮光，密封保存。

（10）84消毒液（次氯酸钠为主）　避光，常温下储存（1年）。

（11）福尔马林（35%～40%的甲醛水溶液）　密闭，置阴凉干燥处。放置过久或温度降至5℃以下时，易凝成白色多聚甲醛沉淀。

（12）煤酚皂溶液　置阴凉处，密封保存。

（三）一次性卫生用品的储存养护

对一次性卫生用品，收货时严格检查运输工具。一次性卫生用品必须采用密闭车厢，禁止敞篷运输，必须封装完整，必须有严格密封的大包装；收货时要核实企业的《产品注册证》《卫生许可证》《生产许可证》等相关证件，记录证件批准文号、有效期，并将复印件备案保存。

一次性卫生用品质量验收，应检查每箱（包）产品是否具有检验合格证，在产品外包装上应标示产品名称、规格、生产日期、灭菌日期、出厂日期、产品灭菌标识和有效期、执行标准、产品注册证号、生产企业、厂址、电话等。验收时应检查大包装和中包装是否密封完好；发现小包装破损、被污染、标示不清等现象，视为不合格；验收完成要填写验收记录，包括一次性卫生用品每次到货的时间、生产或经营企业名称、产品名称、规格、数量、生产批号、灭菌批号、出厂日期、有效期、卫生许可证号、生产许可证号、注册证号、验收意见和验收人签名等，并保留原始进货凭证，以备出现产品质量问题时追查。

入库的一次性卫生用品在大包装完整的情况下，设专库贮存，库内清洁干燥并定期进行空气消毒。卫生用品应按品种、规格、批号和有效期排列储存，应分别摆放在距地面30cm以上的货架上，整齐码列。在仓库内禁止打开大包装，打开大包装后的中包装应存入无菌间专柜。非使用时，严禁打开小包装，小包装破损后产品被污染，即为不合格，移入不合格品区（库）。一次性卫生用品不得以小包装出库。在库检查和出库复核时应仔细检查包装是否破损失效，产品是否洁净，有无异变，标识是否清楚。

笔记

附　录

附录一　温湿度自动监测

第一条　企业应当按照《药品经营质量管理规范》（以下简称《规范》）的要求，在储存药品的仓库中和运输冷藏、冷冻药品的设备中配备温湿度自动监测系统（以下简称系统）。系统应当对药品储存过程的温湿度状况和冷藏、冷冻药品运输过程的温度状况进行实时自动监测和记录，有效防范储存运输过程中可能发生的影响药品质量安全的风险，确保药品质量安全。

第二条　系统由测点终端、管理主机、不间断电源以及相关软件等组成。各测点终端能够对周边环境温湿度进行数据的实时采集、传送和报警；管理主机能够对各测点终端监测的数据进行收集、处理和记录，并具备发生异常情况时的报警管理功能。

第三条　系统温湿度数据的测定值应当按照《规范》第八十五条的有关规定设定。

系统应当自动生成温湿度监测记录，内容包括温度值、湿度值、日期、时间、测点位置、库区或运输工具类别等。

第四条　系统温湿度测量设备的最大允许误差应当符合以下要求：

（一）测量范围在 0℃～40℃之间，温度的最大允许误差为 ±0.5℃；

（二）测量范围在 -25℃～0℃之间，温度的最大允许误差为 ±1.0℃；

（三）相对湿度的最大允许误差为 ±5%RH。

第五条　系统应当自动对药品储存运输过程中的温湿度环境进行不间断监测和记录。

系统应当至少每隔 1 分钟更新一次测点温湿度数据，在药品储存过程中至少每隔 30 分钟自动记录一次实时温湿度数据，在运输过程中至少每隔 5 分钟自动记录一次实时温度数据。当监测的温湿度值超出规定范围时，系统应当至少每隔 2 分钟记录一次实时温湿度数据。

第六条　当监测的温湿度值达到设定的临界值或者超出规定范围，系统应当能够实现就地和在指定地点进行声光报警，同时采用短信通讯的方式，向至少 3 名指定人员发出报警信息。

当发生供电中断的情况时，系统应当采用短信通讯的方式，向至少 3 名指定人员发出报警信息。

第七条　系统各测点终端采集的监测数据应当真实、完整、准确、有效。

（一）测点终端采集的数据通过网络自动传送到管理主机，进行处理和记录，并采用可靠的方式进行数据保存，确保不丢失和不被改动。

（二）系统具有对记录数据不可更改、删除的功能，不得有反向导入数据的

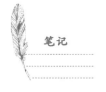
笔记

功能。

（三）系统不得对用户开放温湿度传感器监测值修正、调整功能，防止用户随意调整，造成监测数据失真。

第八条　企业应当对监测数据采用安全、可靠的方式按日备份，备份数据应当存放在安全场所，数据保存时限符合《规范》第四十二条的要求。

第九条　系统应当与企业计算机终端进行数据对接，自动在计算机终端中存储数据，可以通过计算机终端进行实时数据查询和历史数据查询。

第十条　系统应当独立地不间断运行，防止因供电中断、计算机关闭或故障等因素，影响系统正常运行或造成数据丢失。

第十一条　系统保持独立、安全运行，不得与温湿度调控设施设备联动，防止温湿度调控设施设备异常导致系统故障的风险。

第十二条　企业应当对储存及运输设施设备的测点终端布点方案进行测试和确认，保证药品仓库、运输设备中安装的测点终端数量及位置，能够准确反映环境温湿度的实际状况。

第十三条　药品库房或仓间安装的测点终端数量及位置应当符合以下要求：

（一）每一独立的药品库房或仓间至少安装 2 个测点终端，并均匀分布。

（二）平面仓库面积在 300 平方米以下的，至少安装 2 个测点终端；300 平方米以上的，每增加 300 平方米至少增加 1 个测点终端，不足 300 平方米的按 300 平方米计算。

平面仓库测点终端安装的位置，不得低于药品货架或药品堆码垛高度的 2/3 位置。

（三）高架仓库或全自动立体仓库的货架层高在 4.5 米至 8 米之间的，每 300 平方米面积至少安装 4 个测点终端，每增加 300 平方米至少增加 2 个测点终端，并均匀分布在货架上、下位置；货架层高在 8 米以上的，每 300 平方米面积至少安装 6 个测点终端，每增加 300 平方米至少增加 3 个测点终端，并均匀分布在货架的上、中、下位置；不足 300 平方米的按 300 平方米计算。

高架仓库或全自动立体仓库上层测点终端安装的位置，不得低于最上层货架存放药品的最高位置。

（四）储存冷藏、冷冻药品仓库测点终端的安装数量，须符合本条上述的各项要求，其安装数量按每 100 平方米面积计算。

第十四条　每台独立的冷藏、冷冻药品运输车辆或车厢，安装的测点终端数量不得少于 2 个。车厢容积超过 20 立方米的，每增加 20 立方米至少增加 1 个测点终端，不足 20 立方米的按 20 立方米计算。

每台冷藏箱或保温箱应当至少配置一个测点终端。

第十五条　测点终端应当牢固安装在经过确认的合理位置，避免储运作业及人员活动对监测设备造成影响或损坏，其安装位置不得随意变动。

第十六条　企业应当对测点终端每年至少进行一次校准，对系统设备应当进行定期检查、维修、保养，并建立档案。

第十七条　系统应当满足相关部门实施在线远程监管的条件。

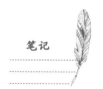

笔记

附录二 药品收货与验收

第一条 企业应当按照国家有关法律法规及《药品经营质量管理规范》（以下简称《规范》），制定药品收货与验收标准。对药品收货与验收过程中出现的不符合质量标准或疑似假、劣药的情况，应当交由质量管理部门按照有关规定进行处理，必要时上报药品监督管理部门。

第二条 药品到货时，收货人员应当对运输工具和运输状况进行检查。

（一）检查运输工具是否密闭，如发现运输工具内有雨淋、腐蚀、污染等可能影响药品质量的现象，及时通知采购部门并报质量管理部门处理。

（二）根据运输单据所载明的启运日期，检查是否符合协议约定的在途时限，对不符合约定时限的，报质量管理部门处理。

（三）供货方委托运输药品的，企业采购部门要提前向供货单位索要委托的承运方式、承运单位、启运时间等信息，并将上述情况提前通知收货人员；收货人员在药品到货后，要逐一核对上述内容，内容不一致的，通知采购部门并报质量管理部门处理。

（四）冷藏、冷冻药品到货时，查验冷藏车、车载冷藏箱或保温箱的温度状况，核查并留存运输过程和到货时的温度记录；对未采用规定的冷藏设备运输或温度不符合要求的，应当拒收，同时对药品进行控制管理，做好记录并报质量管理部门处理。

第三条 药品到货时，收货人员应当查验随货同行单（票）以及相关的药品采购记录。无随货同行单（票）或无采购记录的应当拒收；随货同行单（票）记载的供货单位、生产厂商、药品的通用名称、剂型、规格、批号、数量、收货单位、收货地址、发货日期等内容，与采购记录以及本企业实际情况不符的，应当拒收，并通知采购部门处理。

第四条 应当依据随货同行单（票）核对药品实物。随货同行单（票）中记载的药品的通用名称、剂型、规格、批号、数量、生产厂商等内容，与药品实物不符的，应当拒收，并通知采购部门进行处理。

第五条 收货过程中，对于随货同行单（票）或到货药品与采购记录的有关内容不相符的，由采购部门负责与供货单位核实和处理。

（一）对于随货同行单（票）内容中，除数量以外的其他内容与采购记录、药品实物不符的，经供货单位确认并提供正确的随货同行单（票）后，方可收货。

（二）对于随货同行单（票）与采购记录、药品实物数量不符的，经供货单位确认后，应当由采购部门确定并调整采购数量后，方可收货。

（三）供货单位对随货同行单（票）与采购记录、药品实物不相符的内容，不予确认的，应当拒收，存在异常情况的，报质量管理部门处理。

第六条 收货人员应当拆除药品的运输防护包装，检查药品外包装是否完好，对出现破损、污染、标识不清等情况的药品，应当拒收。

收货人员应当将核对无误的药品放置于相应的待验区域内，并在随货同行单（票）上签字后，移交验收人员。

第七条 药品待验区域及验收药品的设施设备，应当符合以下要求：

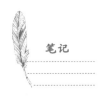

笔记

（一）待验区域有明显标识，并与其他区域有效隔离；

（二）待验区域符合待验药品的储存温度要求；

（三）设置特殊管理的药品专用待验区域，并符合安全控制要求；

（四）保持验收设施设备清洁，不得污染药品；

（五）按规定配备药品电子监管码的扫码与数据上传设备。

第八条 企业应当根据不同类别和特性的药品，明确待验药品的验收时限，待验药品要在规定时限内验收，验收合格的药品，应当及时入库，验收中发现的问题应当尽快处理，防止对药品质量造成影响。

第九条 验收药品应当按照批号逐批查验药品的合格证明文件，对于相关证明文件不全或内容与到货药品不符的，不得入库，并交质量管理部门处理。

（一）按照药品批号查验同批号的检验报告书，药品检验报告书需加盖供货单位药品检验专用章或质量管理专用章原印章；从批发企业采购药品的，检验报告书的传递和保存，可以采用电子数据的形式，但要保证其合法性和有效性。

（二）验收实施批签发管理的生物制品时，有加盖供货单位药品检验专用章或质量管理专用章原印章的《生物制品批签发合格证》复印件。

（三）验收进口药品时，有加盖供货单位质量管理专用章原印章的相关证明文件：

1.《进口药品注册证》或《医药产品注册证》；

2. 进口麻醉药品、精神药品以及蛋白同化制剂、肽类激素需有《进口准许证》；

3. 进口药材需有《进口药材批件》；

4.《进口药品检验报告书》或注明"已抽样"字样的《进口药品通关单》；

5. 进口国家规定的实行批签发管理的生物制品，有批签发证明文件和《进口药品检验报告书》。

（四）验收特殊管理的药品须符合国家相关规定。

第十条 应当对每次到货的药品进行逐批抽样验收，抽取的样品应当具有代表性，对于不符合验收标准的，不得入库，并报质量管理部门处理。

（一）对到货的同一批号的整件药品按照堆码情况随机抽样检查。整件数量在 2 件及以下的，要全部抽样检查；整件数量在 2 件以上至 50 件以下的，至少抽样检查 3 件；整件数量在 50 件以上的，每增加 50 件，至少增加抽样检查 1 件，不足 50 件的，按 50 件计。

（二）对抽取的整件药品需开箱抽样检查，从每整件的上、中、下不同位置随机抽取 3 个最小包装进行检查，对存在封口不牢、标签污损、有明显重量差异或外观异常等情况的，至少再增加一倍抽样数量，进行再检查。

（三）对整件药品存在破损、污染、渗液、封条损坏等包装异常的，要开箱检查至最小包装。

（四）到货的非整件药品要逐箱检查，对同一批号的药品，至少随机抽取一个最小包装进行检查。

第十一条 验收人员应当对抽样药品的外观、包装、标签、说明书等逐一进行检查、核对，出现问题的，报质量管理部门处理。

（一）检查运输储存包装的封条有无损坏，包装上是否清晰注明药品通用名称、规格、生产厂商、生产批号、生产日期、有效期、批准文号、贮藏、包装规

笔记

格及储运图示标志，以及特殊管理的药品、外用药品、非处方药的标识等标记。

（二）检查最小包装的封口是否严密、牢固，有无破损、污染或渗液，包装及标签印字是否清晰，标签粘贴是否牢固。

（三）检查每一最小包装的标签、说明书是否符合以下规定：

1. 标签有药品通用名称、成分、性状、适应证或者功能主治、规格、用法用量、不良反应、禁忌、注意事项、贮藏、生产日期、产品批号、有效期、批准文号、生产企业等内容；对注射剂瓶、滴眼剂瓶等因标签尺寸限制无法全部注明上述内容的，至少标明药品通用名称、规格、产品批号、有效期等内容；中药蜜丸蜡壳至少注明药品通用名称。

2. 化学药品与生物制品说明书列有以下内容：药品名称（通用名称、商品名称、英文名称、汉语拼音）、成分〔活性成分的化学名称、分子式、分子量、化学结构式（复方制剂可列出其组分名称）〕、性状、适应证、规格、用法用量、不良反应、禁忌、注意事项、孕妇及哺乳期妇女用药、儿童用药、老年用药、药物相互作用、药物过量、临床试验、药理毒理、药代动力学、贮藏、包装、有效期、执行标准、批准文号、生产企业（企业名称、生产地址、邮政编码、电话和传真）。

3. 中药说明书列有以下内容：药品名称（通用名称、汉语拼音）、成分、性状、功能主治、规格、用法用量、不良反应、禁忌、注意事项、药物相互作用、贮藏、包装、有效期、执行标准、批准文号、说明书修订日期、生产企业（企业名称、生产地址、邮政编码、电话和传真）。

4. 特殊管理的药品、外用药品的包装、标签及说明书上均有规定的标识和警示说明；处方药和非处方药的标签和说明书上有相应的警示语或忠告语，非处方药的包装有国家规定的专有标识；蛋白同化制剂和肽类激素及含兴奋剂类成分的药品有"运动员慎用"警示标识。

5. 进口药品的包装、标签以中文注明药品通用名称、主要成分以及注册证号，并有中文说明书。

6. 中药饮片的包装或容器与药品性质相适应及符合药品质量要求。中药饮片的标签需注明品名、包装规格、产地、生产企业、产品批号、生产日期；整件包装上有品名、产地、生产日期、生产企业等，并附有质量合格的标志。实施批准文号管理的中药饮片，还需注明批准文号。

7. 中药材有包装，并标明品名、规格、产地、供货单位、收购日期、发货日期等；实施批准文号管理的中药材，还需注明批准文号。

第十二条 在保证质量的前提下，如果生产企业有特殊质量控制要求或打开最小包装可能影响药品质量的，可不打开最小包装；外包装及封签完整的原料药、实施批签发管理的生物制品，可不开箱检查。

第十三条 验收地产中药材时，如果对到货中药材存在质量疑问，应当将实物与企业中药样品室（柜）中收集的相应样品进行比对，确认后方可收货。

验收人员应当负责对中药材样品的更新和养护，防止样品出现质量变异。收集的样品放入中药样品室（柜）前，应当由质量管理人员进行确认。

第十四条 企业应当加强对退货药品的收货、验收管理，保证退货环节药

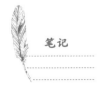

笔记

品的质量和安全，防止混入假冒药品。

（一）收货人员要依据销售部门确认的退货凭证或通知对销后退回药品进行核对，确认为本企业销售的药品后，方可收货并放置于符合药品储存条件的专用待验场所。

（二）对销后退回的冷藏、冷冻药品，根据退货方提供的温度控制说明文件和售出期间温度控制的相关数据，确认符合规定条件的，方可收货；对于不能提供文件、数据，或温度控制不符合规定的，给予拒收，做好记录并报质量管理部门处理。

（三）验收人员对销后退回的药品进行逐批检查验收，并开箱抽样检查。整件包装完好的，按照本附录第十条规定的抽样原则加倍抽样检查；无完好外包装的，每件须抽样检查至最小包装，必要时送药品检验机构检验。

（四）销后退回药品经验收合格后，方可入库销售，不合格药品按《规范》有关规定处理。

第十五条 检查验收结束后，应当将检查后的完好样品放回原包装，并在抽样的整件包装上标明抽验标志，对已经检查验收的药品，应当及时调整药品质量状态标识或移入相应区域。

第十六条 对验收合格的药品，应当由验收人员与仓储部门办理入库手续，由仓储部门建立库存记录。

第十七条 验收药品应当做好验收记录。

（一）验收记录包括药品的通用名称、剂型、规格、批准文号、批号、生产日期、有效期、生产厂商、供货单位、到货数量、到货日期、验收合格数量、验收结果、验收人员姓名和验收日期等内容。

（二）中药材验收记录包括品名、产地、供货单位、到货数量、验收合格数量等内容，实施批准文号管理的中药材，还要记录批准文号。中药饮片验收记录包括品名、规格、批号、产地、生产日期、生产厂商、供货单位、到货数量、验收合格数量等内容，实施批准文号管理的中药饮片还要记录批准文号。

（三）建立专门的销后退回药品验收记录，记录包括退货单位、退货日期、通用名称、规格、批准文号、批号、生产厂商（或产地）、有效期、数量、验收日期、退货原因、验收结果和验收人员等内容。

（四）验收不合格的药品，需注明不合格事项及处置措施。

第十八条 对实施电子监管的药品，企业应当按规定进行药品电子监管码扫码，并及时将数据上传至中国药品电子监管网系统平台。

（一）企业对未按规定加印或加贴中国药品电子监管码，或因监管码印刷不符合规定要求，造成扫描设备无法识别的，应当拒收。

（二）监管码信息与药品包装信息不符的，要及时向供货单位进行查询、确认，未得到确认之前不得入库，必要时向当地药品监督管理部门报告。

第十九条 企业按照《规范》的相关规定，进行药品直调的，可委托购货单位进行药品验收。购货单位应当严格按照《规范》的要求验收药品，并进行药品电子监管码的扫码与数据上传，建立专门的直调药品验收记录。验收当日应当将验收记录、电子监管数据相关信息传递给直调企业。

笔记

附录三 冷藏、冷冻药品的储存与运输管理

第一条 企业经营冷藏、冷冻药品的，应当按照《药品经营质量管理规范》（以下简称《规范》）的要求，在收货、验收、储存、养护、出库、运输等环节，根据药品包装标示的贮藏要求，采用经过验证确认的设施设备、技术方法和操作规程，对冷藏、冷冻药品储存过程中的温湿度状况、运输过程中的温度状况，进行实时自动监测和控制，保证药品的储运环境温湿度控制在规定范围内。

第二条 企业应当按照《规范》的要求，配备相应的冷藏、冷冻储运设施设备及温湿度自动监测系统，并对设施设备进行维护管理。

（一）冷库设计符合国家相关标准要求；冷库具有自动调控温湿度的功能，有备用发电机组或双回路供电系统。

（二）按照企业经营需要，合理划分冷库收货验收、储存、包装材料预冷、装箱发货、待处理药品存放等区域，并有明显标示。验收、储存、拆零、冷藏包装、发货等作业活动，必须在冷库内完成。

（三）冷藏车具有自动调控温度的功能，其配置符合国家相关标准要求；冷藏车厢具有防水、密闭、耐腐蚀等性能，车厢内部留有保证气流充分循环的空间。

（四）冷藏箱、保温箱具有良好的保温性能；冷藏箱具有自动调控温度的功能，保温箱配备蓄冷剂以及与药品隔离的装置。

（五）冷藏、冷冻药品的储存、运输设施设备配置温湿度自动监测系统，可实时采集、显示、记录、传送储存过程中的温湿度数据和运输过程中的温度数据，并具有远程及就地实时报警功能，可通过计算机读取和存储所记录的监测数据。

（六）定期对冷库、冷藏车以及冷藏箱、保温箱进行检查、维护并记录。

第三条 企业应当按照《规范》和相关附录的要求，对冷库、冷藏车、冷藏箱、保温箱以及温湿度自动监测系统进行验证，并依据验证确定的参数和条件，制定设施设备的操作、使用规程。

第四条 企业应当按照《规范》的要求，对冷藏、冷冻药品进行收货检查。

（一）检查运输药品的冷藏车或冷藏箱、保温箱是否符合规定，对未按规定运输的，应当拒收。

（二）查看冷藏车或冷藏箱、保温箱到货时温度数据，导出、保存并查验运输过程的温度记录，确认运输全过程温度状况是否符合规定。

（三）符合规定的，将药品放置在符合温度要求的待验区域待验；不符合规定的应当拒收，将药品隔离存放于符合温度要求的环境中，并报质量管理部门处理。

（四）收货须做好记录，内容包括：药品名称、数量、生产企业、发货单位、运输单位、发运地点、启运时间、运输工具、到货时间、到货温度、收货人员等。

（五）对销后退回的药品，同时检查退货方提供的温度控制说明文件和售出期间温度控制的相关数据。对于不能提供文件、数据，或温度控制不符合规定

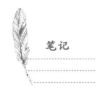

笔记

的，应当拒收，做好记录并报质量管理部门处理。

第五条 储存、运输过程中，冷藏、冷冻药品的码放应当符合以下要求：

（一）冷库内药品的堆垛间距，药品与地面、墙壁、库顶部的间距符合《规范》的要求；冷库内制冷机组出风口100厘米范围内，以及高于冷风机出风口的位置，不得码放药品。

（二）冷藏车厢内，药品与厢内前板距离不小于10厘米，与后板、侧板、底板间距不小于5厘米，药品码放高度不得超过制冷机组出风口下沿，确保气流正常循环和温度均匀分布。

第六条 企业应当由专人负责对在库储存的冷藏、冷冻药品进行重点养护检查。

药品储存环境温湿度超出规定范围时，应当及时采取有效措施进行调控，防止温湿度超标对药品质量造成影响。

第七条 企业运输冷藏、冷冻药品，应当根据药品数量、运输距离、运输时间、温度要求、外部环境温度等情况，选择适宜的运输工具和温控方式，确保运输过程中温度控制符合要求。

冷藏、冷冻药品运输过程中，应当实时采集、记录、传送冷藏车、冷藏箱或保温箱内的温度数据。运输过程中温度超出规定范围时，温湿度自动监测系统应当实时发出报警指令，由相关人员查明原因，及时采取有效措施进行调控。

第八条 使用冷藏箱、保温箱运送冷藏药品的，应当按照经过验证的标准操作规程，进行药品包装和装箱的操作。

（一）装箱前将冷藏箱、保温箱预热或预冷至符合药品包装标示的温度范围内。

（二）按照验证确定的条件，在保温箱内合理配备与温度控制及运输时限相适应的蓄冷剂。

（三）保温箱内使用隔热装置将药品与低温蓄冷剂进行隔离。

（四）药品装箱后，冷藏箱启动动力电源和温度监测设备，保温箱启动温度监测设备，检查设备运行正常后，将箱体密闭。

第九条 使用冷藏车运送冷藏、冷冻药品的，启运前应当按照经过验证的标准操作规程进行操作。

（一）提前打开温度调控和监测设备，将车厢内预热或预冷至规定的温度。

（二）开始装车时关闭温度调控设备，并尽快完成药品装车。

（三）药品装车完毕，及时关闭车厢厢门，检查厢门密闭情况，并上锁。

（四）启动温度调控设备，检查温度调控和监测设备运行状况，运行正常方可启运。

第十条 企业应当制定冷藏、冷冻药品运输过程中温度控制的应急预案，对运输过程中出现的异常气候、设备故障、交通事故等意外或紧急情况，能够及时采取有效的应对措施，防止因异常情况造成的温度失控。

第十一条 企业制定的应急预案应当包括应急组织机构、人员职责、设施设备、外部协作资源、应急措施等内容，并不断加以完善和优化。

第十二条 从事冷藏、冷冻药品收货、验收、储存、养护、出库、运输等

笔记

岗位工作的人员，应当接受相关法律法规、专业知识、相关制度和标准操作规程的培训，经考核合格后，方可上岗。

　　第十三条　企业委托其他单位运输冷藏、冷冻药品时，应当保证委托运输过程符合《规范》及本附录相关规定。

　　（一）索取承运单位的运输资质文件、运输设施设备和监测系统证明及验证文件、承运人员资质证明、运输过程温度控制及监测等相关资料。

　　（二）对承运方的运输设施设备、人员资质、质量保障能力、安全运输能力、风险控制能力等进行委托前和定期审计，审计报告存档备查。

　　（三）承运单位冷藏、冷冻运输设施设备及自动监测系统不符合规定或未经验证的，不得委托运输。

　　（四）与承运方签订委托运输协议，内容包括承运方制定并执行符合要求的运输标准操作规程，对运输过程中温度控制和实时监测的要求，明确在途时限以及运输过程中的质量安全责任。

　　（五）根据承运方的资质和条件，必要时对承运方的相关人员进行培训和考核。

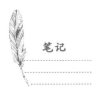

笔记

附录四 《麻醉药品和精神药品管理条例》

第一章 总 则

第一条 为加强麻醉药品和精神药品的管理，保证麻醉药品和精神药品的合法、安全、合理使用，防止流入非法渠道，根据药品管理法和其他有关法律的规定，制定本条例。

第二条 麻醉药品药用原植物的种植，麻醉药品和精神药品的实验研究、生产、经营、使用、储存、运输等活动以及监督管理，适用本条例。

麻醉药品和精神药品的进出口依照有关法律的规定办理。

第三条 本条例所称麻醉药品和精神药品，是指列入麻醉药品目录、精神药品目录（以下称目录）的药品和其他物质。精神药品分为第一类精神药品和第二类精神药品。

目录由国务院药品监督管理部门会同国务院公安部门、国务院卫生主管部门制定、调整并公布。

上市销售但尚未列入目录的药品和其他物质或者第二类精神药品发生滥用，已经造成或者可能造成严重社会危害的，国务院药品监督管理部门会同国务院公安部门、国务院卫生主管部门应当及时将该药品和该物质列入目录或者将该第二类精神药品调整为第一类精神药品。

第四条 国家对麻醉药品药用原植物以及麻醉药品和精神药品实行管制。除本条例另有规定的外，任何单位、个人不得进行麻醉药品药用原植物的种植以及麻醉药品和精神药品的实验研究、生产、经营、使用、储存、运输等活动。

第五条 国务院药品监督管理部门负责全国麻醉药品和精神药品的监督管理工作，并会同国务院农业主管部门对麻醉药品药用原植物实施监督管理。国务院公安部门负责对造成麻醉药品药用原植物、麻醉药品和精神药品流入非法渠道的行为进行查处。国务院其他有关主管部门在各自的职责范围内负责与麻醉药品和精神药品有关的管理工作。

省、自治区、直辖市人民政府药品监督管理部门负责本行政区域内麻醉药品和精神药品的监督管理工作。县级以上地方公安机关负责对本行政区域内造成麻醉药品和精神药品流入非法渠道的行为进行查处。县级以上地方人民政府其他有关主管部门在各自的职责范围内负责与麻醉药品和精神药品有关的管理工作。

第六条 麻醉药品和精神药品生产、经营企业和使用单位可以依法参加行业协会。行业协会应当加强行业自律管理。

第二章 种植、实验研究和生产

第七条 国家根据麻醉药品和精神药品的医疗、国家储备和企业生产所需原料的需要确定需求总量，对麻醉药品药用原植物的种植、麻醉药品和精神药品的生产实行总量控制。

国务院药品监督管理部门根据麻醉药品和精神药品的需求总量制定年度生产计划。

笔记

国务院药品监督管理部门和国务院农业主管部门根据麻醉药品年度生产计划，制定麻醉药品药用原植物年度种植计划。

第八条 麻醉药品药用原植物种植企业应当根据年度种植计划，种植麻醉药品药用原植物。

麻醉药品药用原植物种植企业应当向国务院药品监督管理部门和国务院农业主管部门定期报告种植情况。

第九条 麻醉药品药用原植物种植企业由国务院药品监督管理部门和国务院农业主管部门共同确定，其他单位和个人不得种植麻醉药品药用原植物。

第十条 开展麻醉药品和精神药品实验研究活动应当具备下列条件，并经国务院药品监督管理部门批准：

（一）以医疗、科学研究或者教学为目的；

（二）有保证实验所需麻醉药品和精神药品安全的措施和管理制度；

（三）单位及其工作人员2年内没有违反有关禁毒的法律、行政法规规定的行为。

第十一条 麻醉药品和精神药品的实验研究单位申请相关药品批准证明文件，应当依照药品管理法的规定办理；需要转让研究成果的，应当经国务院药品监督管理部门批准。

第十二条 药品研究单位在普通药品的实验研究过程中，产生本条例规定的管制品种的，应当立即停止实验研究活动，并向国务院药品监督管理部门报告。国务院药品监督管理部门应当根据情况，及时作出是否同意其继续实验研究的决定。

第十三条 麻醉药品和第一类精神药品的临床试验，不得以健康人为受试对象。

第十四条 国家对麻醉药品和精神药品实行定点生产制度。

国务院药品监督管理部门应当根据麻醉药品和精神药品的需求总量，确定麻醉药品和精神药品定点生产企业的数量和布局，并根据年度需求总量对数量和布局进行调整、公布。

第十五条 麻醉药品和精神药品的定点生产企业应当具备下列条件：

（一）有药品生产许可证；

（二）有麻醉药品和精神药品实验研究批准文件；

（三）有符合规定的麻醉药品和精神药品生产设施、储存条件和相应的安全管理设施；

（四）有通过网络实施企业安全生产管理和向药品监督管理部门报告生产信息的能力；

（五）有保证麻醉药品和精神药品安全生产的管理制度；

（六）有与麻醉药品和精神药品安全生产要求相适应的管理水平和经营规模；

（七）麻醉药品和精神药品生产管理、质量管理部门的人员应当熟悉麻醉药品和精神药品管理以及有关禁毒的法律、行政法规；

（八）没有生产、销售假药、劣药或者违反有关禁毒的法律、行政法规规定的行为；

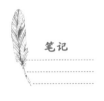

笔记

（九）符合国务院药品监督管理部门公布的麻醉药品和精神药品定点生产企业数量和布局的要求。

第十六条　从事麻醉药品、精神药品生产的企业，应当经所在地省、自治区、直辖市人民政府药品监督管理部门批准。

第十七条　定点生产企业生产麻醉药品和精神药品，应当依照药品管理法的规定取得药品批准文号。

国务院药品监督管理部门应当组织医学、药学、社会学、伦理学和禁毒等方面的专家成立专家组，由专家组对申请首次上市的麻醉药品和精神药品的社会危害性和被滥用的可能性进行评价，并提出是否批准的建议。

未取得药品批准文号的，不得生产麻醉药品和精神药品。

第十八条　发生重大突发事件，定点生产企业无法正常生产或者不能保证供应麻醉药品和精神药品时，国务院药品监督管理部门可以决定其他药品生产企业生产麻醉药品和精神药品。

重大突发事件结束后，国务院药品监督管理部门应当及时决定前款规定的企业停止麻醉药品和精神药品的生产。

第十九条　定点生产企业应当严格按照麻醉药品和精神药品年度生产计划安排生产，并依照规定向所在地省、自治区、直辖市人民政府药品监督管理部门报告生产情况。

第二十条　定点生产企业应当依照本条例的规定，将麻醉药品和精神药品销售给具有麻醉药品和精神药品经营资格的企业或者依照本条例规定批准的其他单位。

第二十一条　麻醉药品和精神药品的标签应当印有国务院药品监督管理部门规定的标志。

第三章　经　　营

第二十二条　国家对麻醉药品和精神药品实行定点经营制度。

国务院药品监督管理部门应当根据麻醉药品和第一类精神药品的需求总量，确定麻醉药品和第一类精神药品的定点批发企业布局，并应当根据年度需求总量对布局进行调整、公布。

药品经营企业不得经营麻醉药品原料药和第一类精神药品原料药。但是，供医疗、科学研究、教学使用的小包装的上述药品可以由国务院药品监督管理部门规定的药品批发企业经营。

第二十三条　麻醉药品和精神药品定点批发企业除应当具备药品管理法第十五条规定的药品经营企业的开办条件外，还应当具备下列条件：

（一）有符合本条例规定的麻醉药品和精神药品储存条件；

（二）有通过网络实施企业安全管理和向药品监督管理部门报告经营信息的能力；

（三）单位及其工作人员2年内没有违反有关禁毒的法律、行政法规规定的行为；

（四）符合国务院药品监督管理部门公布的定点批发企业布局。

笔记

麻醉药品和第一类精神药品的定点批发企业，还应当具有保证供应责任区域内医疗机构所需麻醉药品和第一类精神药品的能力，并具有保证麻醉药品和第一类精神药品安全经营的管理制度。

第二十四条 跨省、自治区、直辖市从事麻醉药品和第一类精神药品批发业务的企业（以下称全国性批发企业），应当经国务院药品监督管理部门批准；在本省、自治区、直辖市行政区域内从事麻醉药品和第一类精神药品批发业务的企业（以下称区域性批发企业），应当经所在地省、自治区、直辖市人民政府药品监督管理部门批准。专门从事第二类精神药品批发业务的企业，应当经所在地省、自治区、直辖市人民政府药品监督管理部门批准。

全国性批发企业和区域性批发企业可以从事第二类精神药品批发业务。

第二十五条 全国性批发企业可以向区域性批发企业，或者经批准可以向取得麻醉药品和第一类精神药品使用资格的医疗机构以及依照本条例规定批准的其他单位销售麻醉药品和第一类精神药品。

全国性批发企业向取得麻醉药品和第一类精神药品使用资格的医疗机构销售麻醉药品和第一类精神药品，应当经医疗机构所在地省、自治区、直辖市人民政府药品监督管理部门批准。

国务院药品监督管理部门在批准全国性批发企业时，应当明确其所承担供药责任的区域。

第二十六条 区域性批发企业可以向本省、自治区、直辖市行政区域内取得麻醉药品和第一类精神药品使用资格的医疗机构销售麻醉药品和第一类精神药品；由于特殊地理位置的原因，需要就近向其他省、自治区、直辖市行政区域内取得麻醉药品和第一类精神药品使用资格的医疗机构销售的，应当经企业所在地省、自治区、直辖市人民政府药品监督管理部门批准。审批情况由负责审批的药品监督管理部门在批准后5日内通报医疗机构所在地省、自治区、直辖市人民政府药品监督管理部门。

省、自治区、直辖市人民政府药品监督管理部门在批准区域性批发企业时，应当明确其所承担供药责任的区域。区域性批发企业之间因医疗急需、运输困难等特殊情况需要调剂麻醉药品和第一类精神药品的，应当在调剂后2日内将调剂情况分别报所在地省、自治区、直辖市人民政府药品监督管理部门备案。

第二十七条 全国性批发企业应当从定点生产企业购进麻醉药品和第一类精神药品。

区域性批发企业可以从全国性批发企业购进麻醉药品和第一类精神药品；经所在地省、自治区、直辖市人民政府药品监督管理部门批准，也可以从定点生产企业购进麻醉药品和第一类精神药品。

第二十八条 全国性批发企业和区域性批发企业向医疗机构销售麻醉药品和第一类精神药品，应当将药品送至医疗机构。医疗机构不得自行提货。

第二十九条 第二类精神药品定点批发企业可以向医疗机构、定点批发企业和符合本条例第三十一条规定的药品零售企业以及依照本条例规定批准的其他单位销售第二类精神药品。

第三十条 麻醉药品和第一类精神药品不得零售。

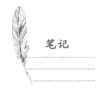
笔记

禁止使用现金进行麻醉药品和精神药品交易，但是个人合法购买麻醉药品和精神药品的除外。

第三十一条　经所在地设区的市级药品监督管理部门批准，实行统一进货、统一配送、统一管理的药品零售连锁企业可以从事第二类精神药品零售业务。

第三十二条　第二类精神药品零售企业应当凭执业医师出具的处方，按规定剂量销售第二类精神药品，并将处方保存 2 年备查；禁止超剂量或者无处方销售第二类精神药品；不得向未成年人销售第二类精神药品。

第三十三条　麻醉药品和精神药品实行政府定价，在制定出厂和批发价格的基础上，逐步实行全国统一零售价格。具体办法由国务院价格主管部门制定。

第四章　使　　用

第三十四条　药品生产企业需要以麻醉药品和第一类精神药品为原料生产普通药品的，应当向所在地省、自治区、直辖市人民政府药品监督管理部门报送年度需求计划，由省、自治区、直辖市人民政府药品监督管理部门汇总报国务院药品监督管理部门批准后，向定点生产企业购买。

药品生产企业需要以第二类精神药品为原料生产普通药品的，应当将年度需求计划报所在地省、自治区、直辖市人民政府药品监督管理部门，并向定点批发企业或者定点生产企业购买。

第三十五条　食品、食品添加剂、化妆品、油漆等非药品生产企业需要使用咖啡因作为原料的，应当经所在地省、自治区、直辖市人民政府药品监督管理部门批准，向定点批发企业或者定点生产企业购买。

科学研究、教学单位需要使用麻醉药品和精神药品开展实验、教学活动的，应当经所在地省、自治区、直辖市人民政府药品监督管理部门批准，向定点批发企业或者定点生产企业购买。需要使用麻醉药品和精神药品的标准品、对照品的，应当经所在地省、自治区、直辖市人民政府药品监督管理部门批准，向国务院药品监督管理部门批准的单位购买。

第三十六条　医疗机构需要使用麻醉药品和第一类精神药品的，应当经所在地设区的市级人民政府卫生主管部门批准，取得麻醉药品、第一类精神药品购用印鉴卡（以下称印鉴卡）。医疗机构应当凭印鉴卡向本省、自治区、直辖市行政区域内的定点批发企业购买麻醉药品和第一类精神药品。

设区的市级人民政府卫生主管部门发给医疗机构印鉴卡时，应当将取得印鉴卡的医疗机构情况抄送所在地设区的市级药品监督管理部门，并报省、自治区、直辖市人民政府卫生主管部门备案。省、自治区、直辖市人民政府卫生主管部门应当将取得印鉴卡的医疗机构名单向本行政区域内的定点批发企业通报。

第三十七条　医疗机构取得印鉴卡应当具备下列条件：

（一）有专职的麻醉药品和第一类精神药品管理人员；

（二）有获得麻醉药品和第一类精神药品处方资格的执业医师；

（三）有保证麻醉药品和第一类精神药品安全储存的设施和管理制度。

第三十八条　医疗机构应当按照国务院卫生主管部门的规定，对本单位执业医师进行有关麻醉药品和精神药品使用知识的培训、考核，经考核合格的，

笔记

授予麻醉药品和第一类精神药品处方资格。执业医师取得麻醉药品和第一类精神药品的处方资格后，方可在本医疗机构开具麻醉药品和第一类精神药品处方，但不得为自己开具该种处方。医疗机构应当将具有麻醉药品和第一类精神药品处方资格的执业医师名单及其变更情况，定期报送所在地设区的市级人民政府卫生主管部门，并抄送同级药品监督管理部门。医务人员应当根据国务院卫生主管部门制定的临床应用指导原则，使用麻醉药品和精神药品。

第三十九条　具有麻醉药品和第一类精神药品处方资格的执业医师，根据临床应用指导原则，对确需使用麻醉药品或者第一类精神药品的患者，应当满足其合理用药需求。在医疗机构就诊的癌症疼痛患者和其他危重患者得不到麻醉药品或者第一类精神药品时，患者或者其亲属可以向执业医师提出申请。具有麻醉药品和第一类精神药品处方资格的执业医师认为要求合理的，应当及时为患者提供所需麻醉药品或者第一类精神药品。

第四十条　执业医师应当使用专用处方开具麻醉药品和精神药品，单张处方的最大用量应当符合国务院卫生主管部门的规定。

对麻醉药品和第一类精神药品处方，处方的调配人、核对人应当仔细核对，签署姓名，并予以登记；对不符合本条例规定的，处方的调配人、核对人应当拒绝发药。

麻醉药品和精神药品专用处方的格式由国务院卫生主管部门规定。

第四十一条　医疗机构应当对麻醉药品和精神药品处方进行专册登记，加强管理。麻醉药品处方至少保存3年，精神药品处方至少保存2年。

第四十二条　医疗机构抢救患者急需麻醉药品和第一类精神药品而本医疗机构无法提供时，可以从其他医疗机构或者定点批发企业紧急借用；抢救工作结束后，应当及时将借用情况报所在地设区的市级药品监督管理部门和卫生主管部门备案。

第四十三条　对临床需要而市场无供应的麻醉药品和精神药品，持有医疗机构制剂许可证和印鉴卡的医疗机构需要配制制剂的，应当经所在地省、自治区、直辖市人民政府药品监督管理部门批准。医疗机构配制的麻醉药品和精神药品制剂只能在本医疗机构使用，不得对外销售。

第四十四条　因治疗疾病需要，个人凭医疗机构出具的医疗诊断书、本人身份证明，可以携带单张处方最大用量以内的麻醉药品和第一类精神药品；携带麻醉药品和第一类精神药品出入境的，由海关根据自用、合理的原则放行。

医务人员为了医疗需要携带少量麻醉药品和精神药品出入境的，应当持有省级以上人民政府药品监督管理部门发放的携带麻醉药品和精神药品证明。海关凭携带麻醉药品和精神药品证明放行。

第四十五条　医疗机构、戒毒机构以开展戒毒治疗为目的，可以使用美沙酮或者国家确定的其他用于戒毒治疗的麻醉药品和精神药品。具体管理办法由国务院药品监督管理部门、国务院公安部门和国务院卫生主管部门制定。

第五章　储　存

第四十六条　麻醉药品药用原植物种植企业、定点生产企业、全国性批发

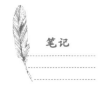

笔记

企业和区域性批发企业以及国家设立的麻醉药品储存单位，应当设置储存麻醉药品和第一类精神药品的专库。该专库应当符合下列要求：

（一）安装专用防盗门，实行双人双锁管理；

（二）具有相应的防火设施；

（三）具有监控设施和报警装置，报警装置应当与公安机关报警系统联网。

全国性批发企业经国务院药品监督管理部门批准设立的药品储存点应当符合前款的规定。

麻醉药品定点生产企业应当将麻醉药品原料药和制剂分别存放。

第四十七条 麻醉药品和第一类精神药品的使用单位应当设立专库或者专柜储存麻醉药品和第一类精神药品。专库应当设有防盗设施并安装报警装置；专柜应当使用保险柜。专库和专柜应当实行双人双锁管理。

第四十八条 麻醉药品药用原植物种植企业、定点生产企业、全国性批发企业和区域性批发企业、国家设立的麻醉药品储存单位以及麻醉药品和第一类精神药品的使用单位，应当配备专人负责管理工作，并建立储存麻醉药品和第一类精神药品的专用账册。药品入库双人验收，出库双人复核，做到账物相符。专用账册的保存期限应当自药品有效期期满之日起不少于 5 年。

第四十九条 第二类精神药品经营企业应当在药品库房中设立独立的专库或者专柜储存第二类精神药品，并建立专用账册，实行专人管理。专用账册的保存期限应当自药品有效期期满之日起不少于 5 年。

第六章 运 输

第五十条 托运、承运和自行运输麻醉药品和精神药品的，应当采取安全保障措施，防止麻醉药品和精神药品在运输过程中被盗、被抢、丢失。

第五十一条 通过铁路运输麻醉药品和第一类精神药品的，应当使用集装箱或者铁路行李车运输，具体办法由国务院药品监督管理部门会同国务院铁路主管部门制定。

没有铁路需要通过公路或者水路运输麻醉药品和第一类精神药品的，应当由专人负责押运。

第五十二条 托运或者自行运输麻醉药品和第一类精神药品的单位，应当向所在地设区的市级药品监督管理部门申请领取运输证明。运输证明有效期为 1 年。

运输证明应当由专人保管，不得涂改、转让、转借。

第五十三条 托运人办理麻醉药品和第一类精神药品运输手续，应当将运输证明副本交付承运人。承运人应当查验、收存运输证明副本，并检查货物包装。没有运输证明或者货物包装不符合规定的，承运人不得承运。

承运人在运输过程中应当携带运输证明副本，以备查验。

第五十四条 邮寄麻醉药品和精神药品，寄件人应当提交所在地设区的市级药品监督管理部门出具的准予邮寄证明。邮政营业机构应当查验、收存准予邮寄证明；没有准予邮寄证明的，邮政营业机构不得收寄。

省、自治区、直辖市邮政主管部门指定符合安全保障条件的邮政营业机构

笔记

151

负责收寄麻醉药品和精神药品。邮政营业机构收寄麻醉药品和精神药品，应当依法对收寄的麻醉药品和精神药品予以查验。

邮寄麻醉药品和精神药品的具体管理办法，由国务院药品监督管理部门会同国务院邮政主管部门制定。

第五十五条　定点生产企业、全国性批发企业和区域性批发企业之间运输麻醉药品、第一类精神药品，发货人在发货前应当向所在地省、自治区、直辖市人民政府药品监督管理部门报送本次运输的相关信息。属于跨省、自治区、直辖市运输的，收到信息的药品监督管理部门应当向收货人所在地的同级药品监督管理部门通报；属于在本省、自治区、直辖市行政区域内运输的，收到信息的药品监督管理部门应当向收货人所在地设区的市级药品监督管理部门通报。

第七章　审批程序和监督管理

第五十六条　申请人提出本条例规定的审批事项申请，应当提交能够证明其符合本条例规定条件的相关资料。审批部门应当自收到申请之日起40日内作出是否批准的决定；作出批准决定的，发给许可证明文件或者在相关许可证明文件上加注许可事项；作出不予批准决定的，应当书面说明理由。

确定定点生产企业和定点批发企业，审批部门应当在经审查符合条件的企业中，根据布局的要求，通过公平竞争的方式初步确定定点生产企业和定点批发企业，并予公布。其他符合条件的企业可以自公布之日起10日内向审批部门提出异议。审批部门应当自收到异议之日起20日内对异议进行审查，并作出是否调整的决定。

第五十七条　药品监督管理部门应当根据规定的职责权限，对麻醉药品药用原植物的种植以及麻醉药品和精神药品的实验研究、生产、经营、使用、储存、运输活动进行监督检查。

第五十八条　省级以上人民政府药品监督管理部门根据实际情况建立监控信息网络，对定点生产企业、定点批发企业和使用单位的麻醉药品和精神药品生产、进货、销售、库存、使用的数量以及流向实行实时监控，并与同级公安机关做到信息共享。

第五十九条　尚未连接监控信息网络的麻醉药品和精神药品定点生产企业、定点批发企业和使用单位，应当每月通过电子信息、传真、书面等方式，将本单位麻醉药品和精神药品生产、进货、销售、库存、使用的数量以及流向，报所在地设区的市级药品监督管理部门和公安机关；医疗机构还应当报所在地设区的市级人民政府卫生主管部门。

设区的市级药品监督管理部门应当每3个月向上一级药品监督管理部门报告本地区麻醉药品和精神药品的相关情况。

第六十条　对已经发生滥用，造成严重社会危害的麻醉药品和精神药品品种，国务院药品监督管理部门应当采取在一定期限内中止生产、经营、使用或者限定其使用范围和用途等措施。对不再作为药品使用的麻醉药品和精神药品，国务院药品监督管理部门应当撤销其药品批准文号和药品标准，并予以公布。

药品监督管理部门、卫生主管部门发现生产、经营企业和使用单位的麻醉

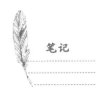
笔记

药品和精神药品管理存在安全隐患时，应当责令其立即排除或者限期排除；对有证据证明可能流入非法渠道的，应当及时采取查封、扣押的行政强制措施，在 7 日内作出行政处理决定，并通报同级公安机关。

药品监督管理部门发现取得印鉴卡的医疗机构未依照规定购买麻醉药品和第一类精神药品时，应当及时通报同级卫生主管部门。接到通报的卫生主管部门应当立即调查处理。必要时，药品监督管理部门可以责令定点批发企业中止向该医疗机构销售麻醉药品和第一类精神药品。

第六十一条　麻醉药品和精神药品的生产、经营企业和使用单位对过期、损坏的麻醉药品和精神药品应当登记造册，并向所在地县级药品监督管理部门申请销毁。药品监督管理部门应当自接到申请之日起 5 日内到场监督销毁。医疗机构对存放在本单位的过期、损坏麻醉药品和精神药品，应当按照本条规定的程序向卫生主管部门提出申请，由卫生主管部门负责监督销毁。

对依法收缴的麻醉药品和精神药品，除经国务院药品监督管理部门或者国务院公安部门批准用于科学研究外，应当依照国家有关规定予以销毁。

第六十二条　县级以上人民政府卫生主管部门应当对执业医师开具麻醉药品和精神药品处方的情况进行监督检查。

第六十三条　药品监督管理部门、卫生主管部门和公安机关应当互相通报麻醉药品和精神药品生产、经营企业和使用单位的名单以及其他管理信息。

各级药品监督管理部门应当将在麻醉药品药用原植物的种植以及麻醉药品和精神药品的实验研究、生产、经营、使用、储存、运输等各环节的管理中的审批、撤销等事项通报同级公安机关。

麻醉药品和精神药品的经营企业、使用单位报送各级药品监督管理部门的备案事项，应当同时报送同级公安机关。

第六十四条　发生麻醉药品和精神药品被盗、被抢、丢失或者其他流入非法渠道的情形的，案发单位应当立即采取必要的控制措施，同时报告所在地县级公安机关和药品监督管理部门。医疗机构发生上述情形的，还应当报告其主管部门。

公安机关接到报告、举报，或者有证据证明麻醉药品和精神药品可能流入非法渠道时，应当及时开展调查，并可以对相关单位采取必要的控制措施。

药品监督管理部门、卫生主管部门以及其他有关部门应当配合公安机关开展工作。

第八章　法律责任

第六十五条　药品监督管理部门、卫生主管部门违反本条例的规定，有下列情形之一的，由其上级行政机关或者监察机关责令改正；情节严重的，对直接负责的主管人员和其他直接责任人员依法给予行政处分；构成犯罪的，依法追究刑事责任：

（一）对不符合条件的申请人准予行政许可或者超越法定职权作出准予行政许可决定的；

（二）未到场监督销毁过期、损坏的麻醉药品和精神药品的；

笔记

（三）未依法履行监督检查职责，应当发现而未发现违法行为、发现违法行为不及时查处，或者未依照本条例规定的程序实施监督检查的；

（四）违反本条例规定的其他失职、渎职行为。

第六十六条 麻醉药品药用原植物种植企业违反本条例的规定，有下列情形之一的，由药品监督管理部门责令限期改正，给予警告；逾期不改正的，处5万元以上10万元以下的罚款；情节严重的，取消其种植资格：

（一）未依照麻醉药品药用原植物年度种植计划进行种植的；

（二）未依照规定报告种植情况的；

（三）未依照规定储存麻醉药品的。

第六十七条 定点生产企业违反本条例的规定，有下列情形之一的，由药品监督管理部门责令限期改正，给予警告，并没收违法所得和违法销售的药品；逾期不改正的，责令停产，并处5万元以上10万元以下的罚款；情节严重的，取消其定点生产资格：

（一）未按照麻醉药品和精神药品年度生产计划安排生产的；

（二）未依照规定向药品监督管理部门报告生产情况的；

（三）未依照规定储存麻醉药品和精神药品，或者未依照规定建立、保存专用账册的；

（四）未依照规定销售麻醉药品和精神药品的；

（五）未依照规定销毁麻醉药品和精神药品的。

第六十八条 定点批发企业违反本条例的规定销售麻醉药品和精神药品，或者违反本条例的规定经营麻醉药品原料药和第一类精神药品原料药的，由药品监督管理部门责令限期改正，给予警告，并没收违法所得和违法销售的药品；逾期不改正的，责令停业，并处违法销售药品货值金额2倍以上5倍以下的罚款；情节严重的，取消其定点批发资格。

第六十九条 定点批发企业违反本条例的规定，有下列情形之一的，由药品监督管理部门责令限期改正，给予警告；逾期不改正的，责令停业，并处2万元以上5万元以下的罚款；情节严重的，取消其定点批发资格：

（一）未依照规定购进麻醉药品和第一类精神药品的；

（二）未保证供药责任区域内的麻醉药品和第一类精神药品的供应的；

（三）未对医疗机构履行送货义务的；

（四）未依照规定报告麻醉药品和精神药品的进货、销售、库存数量以及流向的；

（五）未依照规定储存麻醉药品和精神药品，或者未依照规定建立、保存专用账册的；

（六）未依照规定销毁麻醉药品和精神药品的；

（七）区域性批发企业之间违反本条例的规定调剂麻醉药品和第一类精神药品，或者因特殊情况调剂麻醉药品和第一类精神药品后未依照规定备案的。

第七十条 第二类精神药品零售企业违反本条例的规定储存、销售或者销毁第二类精神药品的，由药品监督管理部门责令限期改正，给予警告，并没收违法所得和违法销售的药品；逾期不改正的，责令停业，并处5000元以上2万

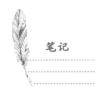

笔记

元以下的罚款；情节严重的，取消其第二类精神药品零售资格。

第七十一条　本条例第三十四条、第三十五条规定的单位违反本条例的规定，购买麻醉药品和精神药品的，由药品监督管理部门没收违法购买的麻醉药品和精神药品，责令限期改正，给予警告；逾期不改正的，责令停产或者停止相关活动，并处 2 万元以上 5 万元以下的罚款。

第七十二条　取得印鉴卡的医疗机构违反本条例的规定，有下列情形之一的，由设区的市级人民政府卫生主管部门责令限期改正，给予警告；逾期不改正的，处 5000 元以上 1 万元以下的罚款；情节严重的，吊销其印鉴卡；对直接负责的主管人员和其他直接责任人员，依法给予降级、撤职、开除的处分：

（一）未依照规定购买、储存麻醉药品和第一类精神药品的；

（二）未依照规定保存麻醉药品和精神药品专用处方，或者未依照规定进行处方专册登记的；

（三）未依照规定报告麻醉药品和精神药品的进货、库存、使用数量的；

（四）紧急借用麻醉药品和第一类精神药品后未备案的；

（五）未依照规定销毁麻醉药品和精神药品的。

第七十三条　具有麻醉药品和第一类精神药品处方资格的执业医师，违反本条例的规定开具麻醉药品和第一类精神药品处方，或者未按照临床应用指导原则的要求使用麻醉药品和第一类精神药品的，由其所在医疗机构取消其麻醉药品和第一类精神药品处方资格；造成严重后果的，由原发证部门吊销其执业证书。执业医师未按照临床应用指导原则的要求使用第二类精神药品或者未使用专用处方开具第二类精神药品，造成严重后果的，由原发证部门吊销其执业证书。

未取得麻醉药品和第一类精神药品处方资格的执业医师擅自开具麻醉药品和第一类精神药品处方，由县级以上人民政府卫生主管部门给予警告，暂停其执业活动；造成严重后果的，吊销其执业证书；构成犯罪的，依法追究刑事责任。

处方的调配人、核对人违反本条例的规定未对麻醉药品和第一类精神药品处方进行核对，造成严重后果的，由原发证部门吊销其执业证书。

第七十四条　违反本条例的规定运输麻醉药品和精神药品的，由药品监督管理部门和运输管理部门依照各自职责，责令改正，给予警告，处 2 万元以上 5 万元以下的罚款。

收寄麻醉药品、精神药品的邮政营业机构未依照本条例的规定办理邮寄手续的，由邮政主管部门责令改正，给予警告；造成麻醉药品、精神药品邮件丢失的，依照邮政法律、行政法规的规定处理。

第七十五条　提供虚假材料、隐瞒有关情况，或者采取其他欺骗手段取得麻醉药品和精神药品的实验研究、生产、经营、使用资格的，由原审批部门撤销其已取得的资格，5 年内不得提出有关麻醉药品和精神药品的申请；情节严重的，处 1 万元以上 3 万元以下的罚款，有药品生产许可证、药品经营许可证、医疗机构执业许可证的，依法吊销其许可证明文件。

第七十六条　药品研究单位在普通药品的实验研究和研制过程中，产生本

笔记

条例规定管制的麻醉药品和精神药品，未依照本条例的规定报告的，由药品监督管理部门责令改正，给予警告，没收违法药品；拒不改正的，责令停止实验研究和研制活动。

第七十七条　药物临床试验机构以健康人为麻醉药品和第一类精神药品临床试验的受试对象的，由药品监督管理部门责令停止违法行为，给予警告；情节严重的，取消其药物临床试验机构的资格；构成犯罪的，依法追究刑事责任。对受试对象造成损害的，药物临床试验机构依法承担治疗和赔偿责任。

第七十八条　定点生产企业、定点批发企业和第二类精神药品零售企业生产、销售假劣麻醉药品和精神药品的，由药品监督管理部门取消其定点生产资格、定点批发资格或者第二类精神药品零售资格，并依照药品管理法的有关规定予以处罚。

第七十九条　定点生产企业、定点批发企业和其他单位使用现金进行麻醉药品和精神药品交易的，由药品监督管理部门责令改正，给予警告，没收违法交易的药品，并处 5 万元以上 10 万元以下的罚款。

第八十条　发生麻醉药品和精神药品被盗、被抢、丢失案件的单位，违反本条例的规定未采取必要的控制措施或者未依照本条例的规定报告的，由药品监督管理部门和卫生主管部门依照各自职责，责令改正，给予警告；情节严重的，处 5000 元以上 1 万元以下的罚款；有上级主管部门的，由其上级主管部门对直接负责的主管人员和其他直接责任人员，依法给予降级、撤职的处分。

第八十一条　依法取得麻醉药品药用原植物种植或者麻醉药品和精神药品实验研究、生产、经营、使用、运输等资格的单位，倒卖、转让、出租、出借、涂改其麻醉药品和精神药品许可证明文件的，由原审批部门吊销相应许可证明文件，没收违法所得；情节严重的，处违法所得 2 倍以上 5 倍以下的罚款；没有违法所得的，处 2 万元以上 5 万元以下的罚款；构成犯罪的，依法追究刑事责任。

第八十二条　违反本条例的规定，致使麻醉药品和精神药品流入非法渠道造成危害，构成犯罪的，依法追究刑事责任；尚不构成犯罪的，由县级以上公安机关处 5 万元以上 10 万元以下的罚款；有违法所得的，没收违法所得；情节严重的，处违法所得 2 倍以上 5 倍以下的罚款；由原发证部门吊销其药品生产、经营和使用许可证明文件。

药品监督管理部门、卫生主管部门在监督管理工作中发现前款规定情形的，应当立即通报所在地同级公安机关，并依照国家有关规定，将案件以及相关材料移送公安机关。

第八十三条　本章规定由药品监督管理部门作出的行政处罚，由县级以上药品监督管理部门按照国务院药品监督管理部门规定的职责分工决定。

第九章　附　　则

第八十四条　本条例所称实验研究是指以医疗、科学研究或者教学为目的的临床前药物研究。

经批准可以开展与计划生育有关的临床医疗服务的计划生育技术服务机构

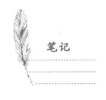
笔记

需要使用麻醉药品和精神药品的，依照本条例有关医疗机构使用麻醉药品和精神药品的规定执行。

第八十五条 麻醉药品目录中的罂粟壳只能用于中药饮片和中成药的生产以及医疗配方使用。具体管理办法由国务院药品监督管理部门另行制定。

第八十六条 生产含麻醉药品的复方制剂，需要购进、储存、使用麻醉药品原料药的，应当遵守本条例有关麻醉药品管理的规定。

第八十七条 军队医疗机构麻醉药品和精神药品的供应、使用，由国务院药品监督管理部门会同中国人民解放军总后勤部依据本条例制定具体管理办法。

第八十八条 对动物用麻醉药品和精神药品的管理，由国务院兽医主管部门会同国务院药品监督管理部门依据本条例制定具体管理办法。

第八十九条 本条例自 2005 年 11 月 1 日起施行。1987 年 11 月 28 日国务院发布的《麻醉药品管理办法》和 1988 年 12 月 27 日国务院发布的《精神药品管理办法》同时废止。

笔记

参考文献

[1] 秦泽平，张万隆. 药品储存与养护技术[M]. 3版.北京：中国医药科技出版社，2013：118.

[2] 徐世义，宫淑秋. 药品储存与养护[M]. 3版. 北京：人民卫生出版社，2019：8.

[3] 何东. 药品储存与养护技术[M].河南：河南科学技术出版社，2018：104.

[4] 宫淑秋. 药品储存与养护技术[M]. 北京：人民卫生出版书，2019：14.

[5] 叶真，丛淑芹. 药品购销技术[M]. 北京：化学工业出版社，2020，244.